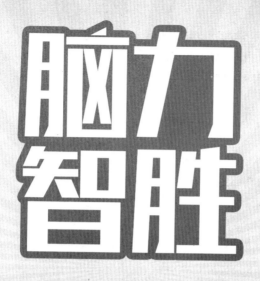

脑力智胜

姚葵醴◎著

光明日报出版社

图书在版编目（CIP）数据

脑力智胜：脑科学与青少年学业事业成功 / 姚葵醴著.
—— 北京：光明日报出版社，2017.12
ISBN 978-7-5194-3757-2

Ⅰ.①脑… Ⅱ.①姚… Ⅲ.①脑科学—研究
Ⅳ.①R338.2

中国版本图书馆CIP数据核字(2017)第314245号

脑力智胜：脑科学与青少年学业事业成功

著　者：姚葵醴　著

责任编辑：庄　宁　　　　　　　　责任校对：傅泉泽
封面设计：三鼎甲　　　　　　　　责任印制：曹　净

出版发行：光明日报出版社
地　　址：北京市西城区永安路106号，100050
电　　话：010-67078241（咨询），010-63131930（邮购）
　　　　　010-63497501、63370061（团购）
传　　真：010-67078227，67078255
网　　址：http://book.gmw.cn
E-mail：gmcbs@gmw.cn　zhuangning@gmw.cn
法律顾问：北京德恒律师事务所龚柳方律师

印　　刷：北京京华虎彩印刷有限公司
装　　订：北京京华虎彩印刷有限公司
本书如有破损、缺页、装订错误，请与本社联系调换

开　　本：880mm×1230mm　1/32
字　　数：70千字　　　　　　　　印　　张：3.75
版　　次：2019年7月第1版　　　　印　　次：2019年7月第1次印刷
书　　号：ISBN 978-7-5194-3757-2

定　　价：42.00元

序言

　　本书是写给父母们和中小学生看的，让父母们更懂孩子和孩子的学习，让中小学生更懂自己和自己的学习。

　　三十多年前，笔者在浙江大学本科学习期间，就开始广泛学习世界范围的心理学研究成果。伴随自家孩子的诞生，笔者开始把心理学的学习心得应用于自家孩子的教育。

　　近些年来，笔者开始深入学习中国文化，也广泛学习世界范围的脑科学研究成果；除了继续指导自家孩子不断取得学业成功，也应邀为不同的家庭提供亲子教育辅导。

　　本书展示了笔者把自己多年所学的世界范围的脑科学基础科学成果，应用于亲子教育辅导，所发现的诸多实用型规律。这些实用型规律揭示了脑科学研究对每个家庭的亲子关系、亲子教育和中小学生的学习，能够给予的有益启发。

　　笔者本人的长达 20 年以上的亲子教育辅导实践，也反复验证了本书所总结的脑科学的诸多实用型规律。

　　　　　　　　　　　　姚葵醴 2018 年 1 月 1 日于浙江

CONTENTS

目录

一、大脑的基本构成和机制

说明

大脑是人类重要的具有认识和思维功能的器官。

人类生存所必不可少的记忆、理解、感知、判断、自由意志、乃至幸福的感受，都与大脑的健康运行密不可分。

认识大脑的机制和运行规律，能够帮助我们每个人更好地运用大脑，高效而健康地学习、生活和工作。

为了持久的健康、成功和幸福，我们需要深入理解大脑。

下面是大脑的基本构成情况：

1.人类大脑有 900 ~ 1000 亿个神经元 (神经细胞)。

2.每个神经元都是一个复杂的信息处理系统。

3.每个神经元与约 1000 个其他神经元相互传递信号

（电子信号和化学信号）和相互影响作用。

4.神经元周围是胶质细胞。胶质细胞的数量约是神经元的50倍。胶质细胞帮助神经元连接成网络，给神经元提供养分，清除死细胞，保护大脑不受污染。

➡️ **应用**

从上述大脑的基本构成和机制来看，大脑本身是一个超级复杂的信息处理系统。

这个系统的运转效率和运转结果（成果），取决于大脑本身和外部环境的互动：

（1）来自大脑外部的信息输入大脑。这个外部信息，既包括来自人体之外的环境信息和刺激，例如，房间里的气味、触到脸上的暖风、别人说的话语；也包括来自人体本身（大脑之外）的信息和刺激，例如，肠道的蠕动和刺激、眼皮的干涩、关节的骨质增生、扭伤的肌肉。

（2）大脑对这些输入信息的运算和处理。这包括（但不限于）：感知、记忆、理解、思考、运筹，等等。

（3）大脑指挥人体（四肢、感官、器官等），做出反应或行动，例如，说话、写作、制造、行动，等等。

这个信息输入、信息处理、反应与行动的过程，也印证了圣人孔子所说的："学而不思则罔，思而不学则殆"。

这其中的"学"，就是信息输入大脑的过程。

而"思"，就是大脑对信息的运算和处理。

简而言之，学习和思考，就是大脑的基本功能。

二、大脑持续发育的事实

👤 **说明**

一个人在妈妈的子宫里，处于胚胎发育阶段，大脑会生成超过实际需求数量的神经元和神经突触。

在之后的从胚胎到成人的整个发育过程中，约有 50% 的胚胎神经元，由于没能建立起有效链接而死亡。

这也是为什么"在胚胎阶段，大脑产生超过实际需求数量的神经元"的原因，就是为了防备之后的不断损耗。

存活下来的神经元，经历了优胜劣汰的过程。

从胚胎，到幼年，到青年，大脑体积一直在增加，20 岁左右时达到最大脑容量。之后的成年阶段，人的大脑容量会略有缩小，到老年时大脑体积会更小一些。

成年之后的大脑略有缩小，这并不是大脑退化或是因病萎缩，而是大脑为了有效运行而自动剔除无用的、偷懒的脑细胞和神经突触。这是为了适应环境，适应身体变化和环境变化，适应大脑的拥有者自身某个方面的特长发展需要。

大脑有效发育的过程，持续人的一生。大脑在人的一生中都在经历改变，或者是顺应外部世界而改变大脑，或是人为了追求"富有和成功"而自我改变大脑的某些功能。

环境中有各种刺激，大脑神经网络不断被新的刺激"激活"而改变，于是大脑不断生成新的脑神经元和突触，并且要整合进已有的大脑神经网络，形成新的脑功能。

在老年阶段，大脑容量确实有显著的缩小，但是，大脑仍然持续进行有效的运行，大脑根据环境的变化而微调。

当老年人积极参与现实社会，包括积极与环境互动、与亲人互动、与身边人互动，那么，老年人的大脑仍然会对神经元和神经网络不断进行优化，以更加适应老年阶段的生存和成功。这个过程中，不断设立"目标"能够起到激发老年人活力的作用。对老年人来说，仍然存在着许多可以实现的"目标"，例如，做一套简单的自我按摩操，写一幅字或画一幅画。这些小成功都会一次次"激活"大脑神经网络，而达到中国古人所说的"益智明目、延年益寿"的效果。

➡ **应用**

大脑的持续发育的这个事实，对成长阶段的青少年来说，最重要的是保证大脑的充分发育，提供大脑健康发育所需要的物质营养和精神营养，实现大脑的充分发育，以便应对学生阶段的日益高难度的学习和未来事业的挑战。

这就意味着要保证孩子餐饮的营养均衡、全面、健康。这需要父母重视孩子的餐饮，确保其质量。父母应当亲自给孩子制作营养丰富而均衡的早餐（鸡蛋、米饭、蔬菜、肉类等），而不是长年累月地让孩子到街上购买早点和饮料。

同时，要让大脑的发育，适应学业难度的不断增加，就需要在学习的内容和形式上促进大脑全面发育。这包括：

（1）父母应当关注和提醒孩子尽可能大量阅读与教材相关的扩展材料，例如，学校规定的报刊和辅导书籍。

（2）随着孩子年龄和年级的增长，父母要帮助孩子购买和借阅更经典的读物，不断提高读物的复杂程度，包括：大部头的传世文学作品、哲学、科技知识、工商知识等。

（3）在孩子尽可能大量阅读的同时，父母要做孩子的陪练，与孩子一道或是指导孩子，针对学习内容进行实习，例如，让孩子进行即兴演讲、写作、动手制作、实验、实践。

上述这些不断递进的"深度学习"行为，会在孩子的大脑中形成足够多的、充分连接的、有效的神经网络，能够全面开发天赋的大脑潜能。这样就能够保证大脑形成由神经元构成的发达的记忆功能，拥有较强的记忆力和思考力。

作为家长的父母们，应当与学校密切合作，高度重视学校教育中所规定孩子必须完成的"应用题、难题练习、作文、听力训练、阅读和分析"，这些都是必要的深度阅读。

父母要从一开始就认识到游戏的危害，如果一个孩子长期滞留在固定的游戏里（如，电子游戏），这会导致大脑延迟发育，甚至是停滞发育。放纵游戏，会让孩子的大脑不能形成足够多的"基因开启"，不能产生足够有效的神经网络链接，因此，会导致记忆功能不足和思考功能不足。

孩子大量阅读简单的读物，也会妨碍大脑的发育。

孩子在学习过程中，需要保持专注力，这非常重要。

专注力，就是在学习某个内容时，不受其他不相关内容的干扰；所专注的学习内容，会在大脑中形成强化的"专项神经网络"。因此，父母要关注孩子专注力的培养。

在此也要特别提醒老年人：要做到"活到老学到老"。

大脑的机能是随时随地可以改变的，因此，老年人应当选择对环境做出积极反应，选择积极地锻炼大脑，例如，骑自行车，写书法，读书，交际，欣赏和赞美他人。

　　老年人通过阅读、学习和创作，保持大脑神经网络的有效运转，积极促使大脑的记忆功能和思考功能有效运行，从而在身体的衰老过程中，让大脑更明智和富有智慧。

三、环境因素与先天遗传共同作用

👤 说明

    我是谁，我是什么，我从哪里来? 每个人都有自己的个人意识、个人性格和个人意志，这就是所谓的"我"。

    这已经在常识上、哲学上和心理学上得到广泛认可。

    从先天遗传角度来看，个人意识、个人性格和个人意志，反映在人体的微观构造上，是脑细胞核心构成分子 DNA。

    DNA 分子是一个长长的链条，链条的每个片段都携带着特定遗传信息和特定功能，这些 DNA 的片段就称为基因。携带遗传信息的基因决定了特定细胞。这些特定的细胞发育的结果，决定了大脑的构成、四肢的形状、皮肤的颜色等。

    基因，决定了一个孩子生下来时大脑是什么样子。

从天生和天赋的这个意义上说，人的个人意识、性格、意志，人的大脑的神经网络构成，具有先天的遗传性。因此，男女双方注意受孕期间的良好生活习惯，孕妇注意怀孕期间的健康饮食和良好生活习惯，就很有必要，也很重要。

但是，人的基因在遗传到下一代时，一方面会做到严格复制遗传信息，另一方面基因本身也可能发生基因变异。

同时，基因发挥的作用也有可变性。人类基因组中大约有 22000 个基因，但是，每个脑细胞并不需要所有这些基因，只是开启和构建它们所需要的一部分基因。

这种不同的基因的开启、组合和构建，就导致了人与人、大脑与大脑之间的各种差异。这就涉及到环境的影响。

来自人体之外的环境因素、环境的各种变化，会影响到基因的突变，也会影响到基因如何发挥作用。

当大脑应对外部世界的需求，应对外部环境的改变时，大脑神经细胞的不同的基因就会开开合合，神经元、神经网络就会做出相应改变。于是，不同的大脑诞生了。

例如，如果大脑感觉到某人或某个环境对自己是一个威胁，那么，相应的感觉神经回路的连接强度就需要加强，相关的 DNA 被指示开启和构建所需要的基因，从而维持大脑对威胁源的警觉。这就是对不同大脑机能的塑造。

总之，基因中的遗传信息，毫无疑问地影响大脑的神经网络的构建和功能；同时，基因和神经元的组合也被大脑之外的环境所影响着，或渐变，或突变，以适应人与环境互动共存的需要，以及适应不断改变的人体外部环境。

➡ **应用**

对于一个已经出生的人来说，先天的因素已经基本定型了。我们能够改变的是环境的因素。这一点的意义非常重大。因为我们能够改变环境，因此，我们也能改变人的大脑。

对于青少年来说，从小学到高中这段时间，这正是每个孩子集中精力学习的、快速成长的、可塑性极强的阶段。

在这个学习阶段，每个孩子所生活的环境、学习的环境，会对这个孩子的大脑神经元和大脑网络的充分发育，起到生成和促进的作用，或是起到阻碍和扭曲的反作用。

生活环境因素，主要包括（但不限于）：

家里的室内环境卫生是否清洁整齐；

日常饮食是否用心烹饪做到色香味俱全；

当着孩子的面，父母是否和睦相处；

父母对待孩子是否温和、平等、耐心、信任；

一家人的服饰不论新旧是否保持整洁；

吃饭时是否不浪费饭菜而且始终和气吃饭；

父母对待自己的长辈是否始终孝敬；

家里是否有笑声和喜悦的歌声；

一家人交谈时是否每个人都可以有不同的观点。

学习环境因素，主要包括（但不限于）：

父母自身从小养成的好家教和素养；

父母的知识积累和不断的学习；

父母跟孩子沟通的内容总是积极、乐观、面向未来；

父母对待孩子的态度永远是尊重、爱护、严格要求；

父母为孩子营造舒心、专心、安心的家庭学习环境；

父母支持孩子购买好书、经典书、专业书、工具书；

父母挤出时间专心陪孩子，倾听孩子讲话。

上述所提到的生活环境、学习环境，只是孩子的生活环境和学习环境因素的很小一部分，还有其它因素。

这些环境因素，都直接决定了孩子大脑能否健康而充分地发育，决定了大脑的神经元和神经网络的充分生成。

这意味着，父母的言行是孩子环境因素的重要内容。

如果父母想要有效地帮助孩子提高学习成绩，就要培养孩子从小树立正确信念，养成好习惯；要辅导孩子的自我管理能力，为孩子的未来富有和成功而养成良好的自律素质。总之，父母要尽职尽责帮孩子充分而健康地发育大脑。

要打破一种误解：父母似乎是孩子的"监工"。

孩子不是奴隶，不是机器，父母也不是监工。

父母主要的职责，是要为孩子营造一个好环境。

为孩子营造一个方方面面都能让孩子安心、静心、舒心、专心学习的环境。这个环境的标准，是有利于孩子的大脑发育，有利于孩子的大脑神经网络正常而高效运转。

父母通过日常生活中与孩子的平等、平和、平静的沟通，每个父母都能成为让孩子提高成绩的环境中的积极因素。

除了辅导孩子学习，父母也应当为孩子做好后勤工作。

例如，父母主动询问孩子想要吃什么，然后，必须为孩子提供孩子身体和大脑发育所需的色香味俱全的餐饮。

父母当然应当亲自动手为孩子准备餐饮，而且用心提升相关技能，做出来的饭菜能够让孩子喜欢吃。不论是父亲，还是母亲，都不可以拿"我不会做饭"为借口，而推卸为孩子提供餐饮的责任。这也是为人父母所应尽的本分啊。

需要特别强调的是，父母对待孩子的态度，是孩子"学习环境因素"的重要组成部分：或是积极，或是消极。

当父母对孩子采取"信任的、鼓励的、肯定的、欣赏的、温和的、耐心的、平等的、倾听的、用心理解的、支持的、说到做到的"积极态度时，孩子的大脑自然会获得安稳、自在、健康地发育，孩子的学习成绩自然会一路向上。

反之，当父母对孩子采取"冷漠的、歧视的、拖延的、怀疑的、蛮横的、不断责备的、充耳不闻的、否定的、冷酷的、打骂的、居高临下的、急躁的、惶惶不安的、说过算过（没有做到自己答应孩子的话）的"消极态度时，作为父母要想一想，这种消极态度，会对孩子的大脑发育造成怎样的损伤？孩子会受到怎样的误导？心理是否会延迟发育？

　　当然，我们人人都难免因无知而犯错。好在人的大脑的发育是持续终生的。因此，即使我们身为父母过去做错了很多事，而现在开始"去用正确的态度做对的事"就好。

　　我们无法改变过去，但是我们可以改过自新。作为父母的我们，过去没有把该做的事做到位，现在知过能改就好。

　　把过去一页页翻篇，而今开始，说对的话，做对的事。

　　不论自家的孩子现在已经多大了、几年级了，重要的是，从现在做起，父母以正确的态度和言行对待孩子。

　　当父母开始以正确的态度和言行善待孩子，那么，就会让孩子的大脑从现在开始得到健康发育和有效运用。

　　有了父母的爱和耐心的温暖陪伴，孩子会一天天成长而逐渐拥有一个健康发育的大脑，一个充分发育的大脑。

　　优秀父母能够帮助孩子拥有健康发育的大脑。而这是孩子取得学业和事业成功、拥有未来富有幸福的重要基础。

四、条件反射所形成的联动记忆

说明

随着人的成长和人生的经历，大脑的记忆库里会积累起大量的固定反应机制，成为每个人的习惯性自动反应。

一个因素会激发另一个因素，这称之为条件反射。

条件反射的形成，需要"多次重复刺激"才能形成。

条件反射的机制，可以分为 2 种情况：

（1）大脑的一个思维的结果，与大脑外部的一个事件，联系在一起，从而导致一个大脑认知模式的形成。这个连接不需要解释和理由，进而会导致人的行为的改变。

例如，每次开饭前，都会响起铃声（外部事件），于是，当同样的铃声响起时，大脑就会想到吃饭（结果）。不仅如此，当铃声响起时，大脑会发信号给感官（口腔）做出与吃饭相关的反应（分泌唾液，或，与人谈论吃饭的话题）。

（2）大脑把人自身的某个行为，与一个外部环境的行为结果联系在一起，从而导致一个大脑认知模式的形成。

例如，在智能手机时代，一个人只要打开手机上的社交软件"微信"（行为），就会看到自己想看的更新的内容（结果），于是，大脑就会形成"要看新的东西，就看微信"的思维模式（不但有新的信息，还可能有新的点赞，新的对话，等等），进而形成了频繁看"微信"的行为。

上述的这个连接模式，也是不需要任何解释和理由，只是"每次的连接"都是一样的连接模式"重复呈现"，进而在大脑中建模，于是，导致人的长期行为的改变。

这个条件反射的大脑运行机制的合理性在于：

人类用大脑进行记忆、反应和判断时，并不是依赖单一信息元素，而是"整个情境"（事件、结果、行为，以及包含在其中的各种情感），是一个个的"生动的记忆"。这相当于下棋时所说的"定式"。这样的记忆机制，有利于大脑在类似情况出现时快速作出判断、反应或行动，以保证能够认识和避免危险，或是抓住机会采取有利行动。

当然，这个条件反射的合理性和有效性，是建立在类似事件不断重复发生的基础上；如果社会环境和自然环境发生了很大的变化或处在剧烈变化中，那么，这些固定的条件反射"定式"就成为昨日黄花，而无益于今天的现实了。

➡ **应用**

这个条件反射定律，如果应用在青少年学业事业取得成功方面，父母和孩子应当重视以下内容：

（1）重视平时整体学习环境与考试场景的模拟营造。

例如，孩子的家庭学习环境方面，孩子在家学习期间，也应当穿着上课时穿着的"正式的"服装，"正式的"读书方式，遵守"正式的"时间，以及自己独立完成所有的题目，而不能预先知道答案。这样的话，就能够把在周末和假期学习的内容，连同整体场景记忆，有效迁移到正式考场上。

又如，在家里进行"模拟考试"时，桌面布置和模拟考前的准备，都应当严格按照正式考试的场景要求进行。

（2）在外出旅游时，在动手做实验时，在亲身参与社会实践时，要养成随时翻阅书面资料、做书面计划、做书面记录、做书面总结的习惯，也包括"记日记"的习惯。

这种将"实际行为"和"书本知识"现结合的习惯，会促进大脑的认知活动，促进大脑的全面发育；同时，也会得到二方面的实际好处：一方面，采取行动时会"记起"书面知识，另一方面，当面对书本知识时会"记起"实际行动。这是一种非常有效的联动记忆，大大调动大脑记忆功能，大大有利于应对考试，有利于解答难题和临场发挥。

（3）营造愉悦的、投入的学习环境。对于培养一个新的习惯，或是学习一门新的知识、新的技能，最有效的也是最快捷办法就是，在"愉快的感觉"中学习。愉快的感觉，可能是来自环境中的某个因素，要充分利用这样的因素。

民间也有这样的谚语："男女搭配，干活不累。"

和谐的关系有益于学习。例如，一群学生跟一个大家喜欢的英语老师学习英语，大家的英语成绩很快就提上去了。

亲子教育中，对于父母来说，要帮到孩子，首先要赢得孩子的心，要让孩子乐于听取父母的建议，然后去做到。

这就需要父母对待孩子的态度和言行，能够让孩子感到愉快。例如，父母为孩子做一些让孩子高兴的事（非常棒的餐饮，或是陪孩子一起玩），那么，当你告诫孩子时，惩罚或奖励孩子时，孩子就会心甘情愿地接受。

这样的话，孩子回忆到父母时，都是满满的愉快心情。

不过，这个"条件反射所形成的联动记忆"定律，也存在认识不全面的或然性，大脑可能会形成错误的认知。

这主要包括以下三类情况：

1. 诈骗者会利用条件反射制造骗局。实施欺骗的人总是使用一个老套路，那就是先做一些事让被骗的人高兴（例如，让被骗者捡个便宜），然后，承诺给予被骗者夸大的、"白白得到的"好处。之后，在被骗者"被高兴冲昏了头脑"的时候，再做出"损害被骗者"的行为和结果。

2. 上当受骗的人会产生消极厌世的悲观情绪。被别人欺骗过的人，甚至是被欺骗过多次的人，很可能不再相信真诚的善意的举动，反而会认为"这表面是对我好，接下来就要骗我了"。这种消极联想的结果，就是很难与他人建立真诚的亲密的关系，甚至是"逼着"别人骗自己。

3. 相信错误的、虚幻的、不符合事实的因果关系。我们都知道因果关系是普遍存在的，即种瓜得瓜，种豆得豆。但是，当一个人长期经历不真实的因果关系，那么就会相信这种不真实的（错误的）因果关系。例如，一个孩子不论向父母要什么，父母都不分青红皂白地给予满足，那么，这个孩子就会误以为"自己想要得到什么，不需要去为别人服务来换取，而只需蛮横地索要就可以了"。这是认识的扭曲。

总之，这个"条件反射所形成的联动记忆"定律，是记忆机制的基本模式之一。这个记忆机制的核心模式是重复学习对大脑的刺激，导致牢固的记忆。对父母来说，在陪伴孩子成长过程中，既要善加利用这个定律帮助孩子爱上学习、高效率学习，也要避免陷入自欺欺人的虚幻的因果关系。

五、记忆的整体录入与真实体验唤醒（忆起）机制

👤 **说明**

　　脑科学已经在临床实验上证实：大脑的记忆内容，并不是只存在于大脑的某个特定区域，而是与大脑的整体神经元网络相关。一言以蔽之，记忆是大脑的整体行为。

　　这实际上是大脑记忆的"全息现象"，也就是说，大脑的每个部分神经元的记忆内容，都包含着整体记忆信息。

　　大脑记住了什么内容，而这个被记忆的信息（内容，对象）是以整体的分布性记忆而录入大脑之中。就是说，记忆既发生在神经元中，也发生在大脑的整体神经网络中。

　　当大脑的某个区域受到刺激，或是大脑的某个神经元受到刺激，于是，被记忆内容的某个单一元素所激活，而结

果是大脑会回忆出（忆起）整个被记忆的信息。

例如，当我们走路时，随着夏日的微风忽然飘过来某个香味，这个香味进入我们的鼻孔，这个似曾相识的香味会"一下子"唤醒我们关于过去的岁月中某个整体感觉、某个完整而生动的生活瞬间的回忆，我们会沉浸在回忆里。

当我们想要回忆过去的某个信息时，不可能只选取记忆中的一部分而不要另一部分，我们忆起的是一个整体。我们回忆的一点信息，会带出一串的相关联的信息。

这就是大脑对于所记忆的内容的整体录入法则。

大脑记忆机制的另一个重要的事实是，我们事后回忆起来的内容——被唤醒的记忆，是大脑真实体验过的记忆。

没有人能够欺骗自己的大脑，我们不可能回忆起当初没有记住的内容。我们不可能从"记忆库"提取出（忆起）我们当初没有真实体验过的记忆内容。这就是记忆的真相。

如果一个人假装着在学习，假装在听别人讲话，假装喜欢什么，"假装"自己记住了什么，这是没有意义的。

所有"蒙混过关"的记忆，其实是一片空白。

大脑要记住某项内容，最好的做法就是有意去记忆。大脑的背后是心灵在起作用，心灵驱动大脑去透过感官去认识和记忆某些内容——记住我们"有意要记住"的内容。

当我们有意地用眼去看，有意地用耳去听，有意地用脑去反复思考，有意地用舌头去品尝，有意用手去触摸，有意地用皮肤去贴近，我们就会牢记有意注意到的内容。

➡ 应用

记忆的整体录入与真实体验唤醒（忆起）定律，应用在青少年的学习和考试上，首要的是必须牢固树立认真学习的态度，必须始终做到刨根究底、真才实学。

作为学生，你要问自己：我真的在学习吗？

例如，一个学生在做作业，二个耳朵却在听流行歌曲，思绪被流行歌曲的歌词和情绪带跑了。尽管这个学生的手还在写作业，但这是"假装"在学习。

父母要帮助孩子把"认真学习的态度"变成一种习惯，要真的学、真的记，而不是"假装"学习。

不论是做作业、预习课本、做寒暑假作业、背诵课文、做课堂习题、听老师讲课，都要认真对待。

只有全神贯注，认真体验，才是记忆的秘诀。

作为学生，对待教科书上的每一个字、一个词、一句话、一道题、一篇文章，都要弄个明白。如果有没有完全明白的地方，必须弄明白。为了清楚理解所学的内容，除了认真逐字逐句阅读，还要借助查工具书（手边必须常备工具书，例如，字典），要主动向别人请教，主动与人发起讨论，主动进行反复练习等等，目的是彻底理解和掌握所学内容。

坚持独立完成课本的预习、课后的复习、家庭作业，坚持这样做的话，就会打破"平时学习"和"考试答卷"之间的差别，把平时的学习变成考试，把考试变成平时的学习。

作业就是小考试，考试就是大作业。

坚持这样认真学、认真记，学习过程中所理解和掌握的知识就会不断积累到大脑的神经网络中。在需要的时候——例如作业的时候、课堂练习的时候、测验的时候、正式考试的时候——就可以随时提取这些记忆，用于答题。

这种坚持认真学习、真实体验所形成的记忆，既是非常完整的记忆，也是深刻的记忆。每次回忆（忆起）时，都会激活一大片记忆——储存在大脑中的记忆被整体激活了。

这会让考试中的审题、解题变得比较容易，甚至似乎学生是在依靠直觉在完成解题任务。这是因为"忆起"的不只是一个关于题目或单词的记忆，而是牵连不断地回忆起储存在大脑中的互相关联的"题库"和"数据库"。

实际上，任何考试时候所发生的"马虎"、"遗忘"、"发挥不好"，大多数情况下并不是考试时人的状态不好，而是在当初课堂学习和做作业时，就没有认真彻底弄懂。

学生在当初听课时就没有弄懂，而导致考试时大脑空白。这就是"假装"学习的结果，就是"无法"可想。

这个"记忆的整体录入与整体唤醒（忆起）机制"定律，是学习、记忆、提取记忆的基本机制。

这个机制也是做学问、做事情的基础性法则。

这个定律最要紧而根本的要求，是在不依赖他人的情况下，你自己要"亲自完成"你必须要学习和要做的一切；而且是全面理解、全面掌握。关于全面理解、全面掌握，例如，在开学之前对整本教材进行预习，而不是只预习一部分（一本教材的知识体系是一个互相紧密联系的整体）。

一个学生，不管你的老师怎样，你的父母怎样，你的同学或是伙伴怎样，你必须正视你的课本、你的作业，你必须亲自搞定要学习的内容，该学该做的你必须亲自完成它。

任何依靠别人提供答案（或是抄袭别人答案）的学习，都是"空洞"的，是自欺欺人的；你的大脑里对此也不会有任何记忆。你的学习，别的人不能代劳。

任何不是你自己亲自解出的难题，当考试的时候，你的大脑里关于这个难题的解法就是一片空白。

考试考砸了，最常见的原因，就是自己没学到位。

一个志在名校的学生，必须学会平静地接受解题过程中遭遇的失败和挫折，然后，从头来过，认清存在的问题，采取对策，瞄准满分的目标，大量行动，不达目标不罢休。

永远不要害怕失败和挫折，要知难而上。实际上，遭遇失败和挫折，这是最终解决问题、达成佳绩的必经之路。

瞄准目标，勤奋学习，这就是取得考试高分的真相。

我们中国人有五千年的文字记载历史，其中沉淀了丰富的关于学习和教育的规律，而且保留在《尚书》《诗经》《周易》《论语》《大学》《中庸》等根本典籍中。

天道酬勤，中国人的先圣先贤，在几千年前就已经阐明了认真学习、反复学习、全面学习的认知定律：

"博学之，审问之，慎思之，明辨之，笃行。有弗学，思之弗得，弗措也；有弗辨，辨之弗明，弗措也；有弗行，行之弗笃，弗措也。人一能之，己百之；人十能之，己千之。果能此道矣，虽愚必明，虽柔必强。"

这段话译为今天的现代文，就是：

"学习一个知识点不只是满足知道一点，而是同时掌握相关不同内容（例如，不只是知道一个字的意思，还要知道这个字代表的多个意思，以及造句）。"

"要弄清楚一个不懂的问题，就要联系上下相关的内容，要联系字面的意思和字面背后的实情。"

"思考时，要用自己的一颗真心去思考，用心感受和体会，在自己的心里掂量何为真、何为假。"

"对于不同的各种情况，要全面看待，运用语言表达观点要兼顾全面性和整体性。"

"自己认识到正确的道理、正确的做法，就必须要一心一意地实行，真正地去做到。"

"自己必须要学习的内容，不但要认真学习，还要做到彻底理解所学内容，如果学过了、想过了，但是还没有彻底理解，就不能丢下不管。"

"必须要分辨不同的情况，如果没有做到分辨清楚，没有整体地把握，就不能丢下不管。"

"认识到正确的做法和道理，必须要这样去做，如果没有做到正确的方法和结果，就不能丢下不管。"

"一件事或是一个学问，别人学一遍就会了，我要学一百遍；别人学十遍就会了，我要学一千遍。"

"一个人真是实实在在做到上面所说的这样，虽然过去是愚笨的，也一定可以变得真实明白所学的一切；虽然过去是柔弱的，也一定可以变得强大。"

上述这段话的原文出自中国文化根本经典之一的《中庸》，揭示和验证了现代脑科学所发现的学习规律。

六、整体理解法

　　关于整体理解，要单独加以强调。科学家对大脑神经元、神经元集合（一组神经元）、大脑整体的研究表明：

　　大脑在感知外部信息时，即使是感知和理解一个简单的信息（动作、阅读文章、实验），也需要大脑数以万计的神经元共同参与，整体协调，才能准确感知和理解外部的信息。

　　也就是说，大脑所做出的任何感知、记忆和理解，都不可能只是发生在单个神经元，而是大脑的整体行为。

　　大脑的整体行为，从微观上看，是由各个神经元和神经网络分别处理，再加以整体协调的。这个感知、记忆、理解的过程，有同步性，有先后性，也有反复性。

这也意味着，对于大脑的整体而言，每个参与感知、记忆、理解的单个的神经元，都是不可缺少的。因为整体是众多个体构成的，所以，每个神经元都作用到整体。

大脑的众多神经元，即有分工，又有紧密的协作。

这就像一座高楼大厦，如果我们贴近大楼仔细观察，就会看到大楼是由数以万计的独立的砖头瓦块构成的，而从远处看，这些砖头瓦块又都是按照整体的规划来安放的。

神经元分工负责，神经网络整体协调，这就是人类大脑的物质（神经元和胶质细胞）层面的运行机制。

我们也可以从自身所经历的常见的阅读经验，来"反向理解"大脑的机制（把大脑作为"黑箱"来看待）：

当我们阅读文章的时候，文章的任何一个单独的字词的意思，是不确定的。我们只有联系上下文，甚至是联系整篇文章，才能明确某个字词的准确意思（真实意思）。

同理，如果我们不去关注每个字词、每个句子的精准含义、隐含的意义，那么，我们也无法理解整篇文章。

这种整体理解法，是大脑在处理储存在神经网络中的海量的信息时，所进行的运算法则和运行法则：

在大脑内部的数以亿计的神经元互联网中，每个神经元所蕴含的信息，隐含在整体大脑神经网络之中；而大脑整体神经网络所蕴含的信息，又隐含在每个神经元之中。

当我们人活着的时候，我们的大脑——这个神奇的智慧器官，在感知、记忆、运算海量信息的过程中，一直作为一个整体发挥作用，这也是大脑拥有巨大潜力的原因。

➡ **应用**

这个"整体理解法"定律，对于青少年的学习和做事，至少有二个方面的启示：

一是要信任自己的大脑。人与人之间的大脑潜在能力的差异是微乎其微的，每个人的大脑作为一个整体发挥作用，这就意味着每个人的潜在的学习能力、思考能力、判断能力以及基于大脑运算能力的执行能力，都是巨大的。

任何人都不用对自己的大脑潜力感到自卑。实际生活中，我们如果仔细观察和倾听的话，我们会发现：所谓"记忆力差、脑袋笨"，只是某些人的口头禅，是一种懒惰的借口，是一种自己重复给自己听的"自我诅咒"，用心理学的术语来说，就是自己对自己进行重复的消极暗示。这种消极暗示，当然会降低大脑学习的主动性，也就自然表现出所谓的这个人"记忆力差、脑袋笨"的表面现象。

二是在所有的学习过程中，要树立整体学习和理解的意识。从学习的一开始，既要理解整体，也要关注每个细节。

学习现成的课文、文章、公式，首先要理解整体内容（通过快速阅读），然后，严格按顺序地仔细详尽地关注所有内容，做到准确理解。同时，关注每个细节。

而细节是要细化到单个句子、单个词组、单个字、单个音节、单个数、单个点线面。这个过程中，需要反复研究前后的相关内容，也需要多次"退后一步"全面看待和理解整体内容。这对理解和掌握所学习内容，是非常管用的。

这也适用于学习和考试中听力、阅读和作文之类。

例如，考试中的作文部分。要达到考试时的作文评分标准，既要在平时模仿范文、解析范文，同时，在考试时也要整体理解作文题目，同步关注和留意所写作文的"整体内容"和"细节元素"。这样才能写出一篇高分作文。

考试一分钟，平时十年功。要很好地完成写作文的考试，就要在平时预习时、听课时、阅读时、复习时，学会先要从整体上理解，把文章标题、主体思想、主要内容，联系起来理解和把握。在整体理解的同时，不放过所有内容的任何一个细节元素，每个字、每个句子，都要理解到位。

在平时的学习过程中，读课文、做练习、做作业，要反复学习，反复检查，反复思索，才能注意到所有的信息。

在反复学习的基础上，结合工具书进行扩展学习。

在扩展学习的基础上，不断提升阅读层次，进行深度学习，阅读"难读"的书，解答"难解"的题。

七、周而复始的振动

大脑存在着"脑电波",这已经是现代科学的常识了。

当我们用脑电图技术和仪器来测量脑电波时,我们会发现不同频率的脑电波,从 1～4 赫兹、4～8 赫兹,一直到 25～70 赫兹,甚至更高。电波,本质上是一种周而复始的振动。

现代物理学,有一种受到普遍关注的理论,被称为"超弦理论"。这种理论认为,物质的基本单位不是微粒子,而是"震荡的弦"。自然界中的各种不同粒子和基本粒子,都是"一维弦"的不同振动模式。简而言之,我们所面对的物质宇宙的一切,都是"一种或多种振动的结果"。这个"超弦理论"理论也解释了物质和能量的同一性。

世界上的所有的振动、震荡，尽管有大有小，有快有慢，但都是周而复始的振动，并且以波形呈现出来。

由此，我们可以进一步推论，人的物质形态的"内在本质"也是由各种复杂的周而复始的振动构成的。

而我们人类社会的外在的物质生活环境，也是有大大小小的周而复始的振动所构成的。

最典型的就是地球、月亮、太阳的周而复始的循环运动。我们人类社会的时间，也是一天、一年的周而复始运行。

这就影响着人类的生活，也意味着人的生活形式和人的本质内在需求，也是趋向于周而复始的振动形式。

在哲学历史上，当有人提到人生周而复始的循环性和世界周而复始的循环性，有人会认为这是悲观的观点。其实，周而复始的循环性，是人的内在本质的运动形式。

中国文化经典《黄帝内经》提倡的"起居有常"，就是强调人体对"按时睡眠和起床"的周期循环需求。

这也可以解释：为什么那些让人们喜欢的音乐或歌曲，总是一些简单乐句、音调、旋律、歌词的重复。

跳舞也一样，任何舞蹈都是简单的动作不断地重复。

我出生在中国东北吉林，那里的"扭秧歌"是一种常见的大众休闲娱乐方式。如果仔细观察精彩纷呈的秧歌队伍，你会发现：扭秧歌的长长的队伍，看上去不断变换花样，让人心旷神怡，但，实际上，所有的舞者都是每隔一段时间就会严格地重复"前一个时段"做过的舞蹈动作。

振动还有一个特殊的规律，就是共振。

（1）共振在声学中亦称"共鸣"。例如，两个频率相同的音叉靠近，其中一个振动发声时，另一个也会发声。

（2）共振现象，是指一个物理系统在保持固定振动频率下，趋于从周围环境吸收更多能量的趋势。

（3）对共振的深入理解，可以理解万事万物是如何相互关联的，共振的纽带将万物连接在一起。

➡ 应用

这个"周而复始的振动"规律，应用到青少年的学习和做事上，就是如何借助"周而复始的安排"，来顺应人的内在的身心需求，使得学习变得轻松、愉悦、自在。

例如，父母与孩子沟通时，采用有问有答的方式，而不是单方说教。父母说 – 孩子听，然后，让孩子说 – 父母听，接着又是父母说 – 孩子听，孩子说 – 父母听，如此周而复始地展开父母和孩子之间的交流。这种有节奏、有来往、有韵律的谈话，大家就比较愉快，也容易达成共识。

反之，如果父母不与孩子形成互动，不是有来有往的周而复始的交流，而只是父母一个劲地启发、开导、威胁、利诱、说服孩子，那么，说的人也很累，听的人也昏昏欲睡。这就是亲子教育的艺术，也是父母必须学习的沟通艺术。

同理，学习也应当有节奏。例如，孩子在家里做作业时，可以把时间分成同等的一段一段的，20 分钟为一个时段，到时停下来休息 5 分钟，然后再开始下一个 20 分钟的"作业时段"。其结果，就是轻松自在，不会感到劳累。

这个做法，适用于孩子的自主学习，自己可以安排自己的学习时间，有劳有逸，劳逸结合。这也适用于做事，例如，写文章、解难题、研究、做实验、做工作、做家务，不要非要做到筋疲力尽，而是一张一弛，交替进行。

这个规律，也一样可以应用到教师讲课方面。

例如，在 45 分钟的讲课时间内，按照 10 分钟为节奏，分解成"讲解 – 提问 – 回答 – 确认"这样短促的"单元小课程"，循环下去，不但会激起听课者的兴趣和积极参与，而且大大减少、甚至是消除讲课者和听课者的疲劳现象。

回顾中国文化历史，像《三字经》《百家姓》《弟子规》《唐诗》《宋词》，这些都是中国古人应用"周而复始的振动"

的典型做法（"三言""五言""七律"）。

　　而平时学习中，父母和孩子为了达成优异的考试成绩，心往一处想，劲往一处使，就会自然形成共振（共鸣）现象，结果就是孩子充满了学习热情和使不完的劲。

八、群体思考法

我们已经知道了，大脑的感知、记忆、理解、判断，不是那个单独的神经元细胞完成的，而是建立在数以万计的神经元细胞的同步共同作用、或是先后共同作用的结果。

这个事实也提醒我们，一个人的大脑的感知、记忆和思考，也不是完全独立由个人完成的，而是人类群体思考、群体学习、群体创新的结果。一个人的对于自身和外界的认识和思考，并不是完全在自我的肉身之内完成的。

个人的学习和思考，是与其他人合作的结果。

任何一个人的大脑的思考，都需要与其他人合作，这种合作是非常广泛的、微妙的、一言难尽的。

即使一个人呆在一个封闭的房间里，如果这个人的大脑要思考些什么，也一定是先前受了其他人的影响。一个空白的大脑是无法思考的，人与人的互相影响无时无处不在；我们还是胎儿的时候，就已经受妈妈思想的影响了。

我们的大脑受其他人的影响，有多种方式和各种各样的内容。例如，我们接收别人发来的信息，或是在此之前与其他人交往交流的经历和结果，或是读了其他人写的书。

读书很重要。所有的书籍，就是他人的宝贵经验、心得体会、用心思考的结果和思考的过程记录。我们读一本书，就是嫁接了别人的智慧，就是站在别人的肩膀上看世界。

如果一个人完全把自己同其他人"隔离"开来，只盯着自己的鼻尖，或是只关注自己的一呼一吸，或是只想着"气沉丹田"，那么，这只是一个自我感受的过程，甚至会达到"入定"的神秘体验，但是这跟"学习和思考"没关系。

人的大脑是无时无刻不在活动的，科学研究已经证实，脑电波是始终存在的。也就是说，即使我们没有主动思考的时候，大脑也在"胡思乱想"，发射着脑电波，或是有可能在时刻接收来自外界的各种"波信号"。

既然大脑在不断的运行，那么我们为了解决学习的问题、生活的问题、事业的问题，我们就应当主动运用自己的大脑，去学习、去思考、去想象、去沟通。

当然，大脑无时无刻都在必然地与"他人"或"外部世界"发生联系。本质上，思考是一种群体行为。

很多时候，我们会误以为是在仅仅思考自己。

例如，思考我的"胃病"，思考我的"手纹"，思考我怎么提高学习成绩，怎么事业成功。但是，这种围绕自我的思考，还是建立在与其他人的"胃病"和"手纹"相比较的基础上。用哲学的语言来说，没有"他人"就没有"我"。

从积极的方面来看，我们要想让自己的思考取得更好的成果，就要主动自觉地开展"群体思考"。什么是英雄人物？就是团结群众的人物。这也是中国古人所说的"群策群力"、"集思广益"、"众志成城"、"众人拾柴火焰高"。

当一个人主动与其他人交流，主动与其他人一道开展群体思考，那么，这一群人的每个大脑所储存的全部记忆和全部感知及思考能力，都会为这个群体的每个人所用。

群体思考，会带来多个来源、多侧面的信息，而且不断生成群体的思考成果。这发生在多个大脑的不断叠加的"群体大脑之间的振荡"，会产生不可思议的最终成果。

群体思考的过程，会起到"加法"和"乘法"的作用，实现一加一大于二的增值效果。中国文化根本经典之一的

《周易》中说到的"见群龙无首，吉"，就是这个意思：不搞个人独裁，而是八仙过海各显其能，人尽其才。

群体思考法，也会起到"减法"和"除法"的作用，把没有根据的、虚假的、多余的、无用的信息删除掉。

➡ 应用

这个"群体思考法"定律，用在青少年的学习上，就是要保证所有学习的过程中都有"群体讨论的部分"。

讨论是交流和分享，不是辩论，但是也不排除辩论。这样既锻炼口才，也了解了不同的观点甚至是相反的观点。

群体讨论的主线，是多个大脑的信息和智慧共享，以及在建设性讨论交流过程中，得出更好的群体思考硕果。

对于学生来说，时时刻刻都在学习新知识，既然是学习就要掌握正确的知识，而正确的知识一定是全面的知识，而不是片面的知识，因此，以谦虚的心态，主动跟别人讨论问题，就非常必要，这也是非常有效率的学习方法。

向他人请教，与他人交流，虚心听取他人意见和建议，这并不是放弃自己的主见，而是更加全面地学习和理解。

群体思考法，也包括在学习过程中充分利用工具书、参考书、范本、教科书、专业书籍、扩展读物。这些工具书的内容，都是众多专家们"群体思考"的产物。

上述的做法，也适用于做事。所谓的做事，其实是学习+群体思考+做事，这个事实是我们要格外注意的。

九、大脑先验感知模式

说明

　　大脑是学习的重要器官，但是，大脑并不是直接感知外部世界，大脑必须经过感官和身体（眼、耳、鼻、舌、身）来感知世界。学习，依靠大脑＋感官＋身体的合作。

　　例如，大脑通过眼睛看，才能感知到外部世界的各种影像及活动；通过耳朵，才能听到外界的各种声音；通过身体的皮肤，才能感知到天气的寒冷或炎热。

　　而大脑本身并不是一面纯净无瑕的镜子，大脑并不会百分百地接受由感官和身体传递来的信息或影响。

　　大脑本身所储存的内容，以及大脑此刻"在想什么"，会影响到大脑从感官和身体那里有选择地"接收什么"。

我们人的感官和身体，暴露在世界之中，也无时不接触到众多的信息。但是，每个人的大脑都有自己的偏好，大脑会从眼睛能够看到的视野当中，挑选出"自己想看的内容"；从耳朵能够听到的声音当中，挑选出"自己想听的内容"。

相反的是，当大脑专注于某项和某些内容时，大脑就会完全看不到自己"不想看"的内容，完全听不到自己"不想听"的内容。这是大脑的一个普遍的认知现象。

例如，一个孕妇走在街上，这个孕妇会"看"到街上有"很多孕妇"，而跟她同行的另外一个跟她没有关系的陌生人——那个人可能一个孕妇都没有"看"到。或者，如果一个男人的妻子怀孕了，那么，这个男人也会注意到街上有很多怀孕的女人；等到妻子把孩子生下来，这个男人又会发现街上没有孕妇了，而街上多出很多带婴儿的家庭。

又例如，一个刚做完腿部手术的人，当他走在街上，也会发现周围的熟人或陌生人尽是些腿部有毛病的人。

这就是大脑的"先验感知模式"。

大脑的先验感知模式，就是大脑在实际感受和理解外部世界之前，已经有了大脑内部的"倾向性"和偏好。

大脑的认知，有它自己的优先等级。大脑会透过眼睛、鼻子、耳朵、舌头、四肢和身体肌肤，去感受大脑自己想要感受的内容，并且对此加以记忆、谈论、理解和判断。

那么，大脑的先验感知模式，来自哪里？

（1）来自感官和身体的感觉。既有身体舒服和与愉悦的感觉，也有身体疼痛、不舒服、不健康的感觉。

（2）来自"前一刻"的经历所产生的递延效应。我们都生活在时间的流逝之中，这个"前一刻"既可以是生活经历、工作经历，也可以是刚刚经历的睡梦、幻想、幻觉。

（3）来自过去的熏染。这包括长期以来的经历、生活环境和工作环境所熏染的习惯、习俗、信念、观点等等。

（4）来自媒体的内容和娱乐的内容。这包括从新闻、文学、戏曲、影视、广告中所积累的"间接人生经验"。

（5）来自接受教育、接受训练、阅读书籍及各种读物当中所积累的各类知识，包括专业知识、专业技能。

（6）来自"身边的"人事物的影响。例如，对于读书阶段的孩子来说，身边的父母心态和言行、父母给孩子营造的学习环境、父母对孩子生活上的妥善安排，都会影响到孩子的大脑形成何种"认知偏好"。

我们可以想象得出，如果一个孩子的母亲不断对孩子抱怨"人都是自私的"，那么，如此的熏陶之下，这个孩子的大脑难道不会特意去留意生活中的"自私现象"吗？

（7）来自其他来源，例如，心理学所说的"潜意识"、"无意识"或是"集体无意识"等等。这方面，撇开神秘主义的解释，我们至少可以注意到"胎教"的影响，或是不和谐的、紧张的家庭关系对孩子的情绪的影响。

如果要让一个人的大脑，从上述的种种"先验感知模式"之中完全"剥离"出来，这几乎是不可能的。

或者说，大脑如果确实能做到完全从上述种种"先验感知模式"之中"剥离"出来，不受先验感知模式的任何影响，那么，大脑透过感官看到的外部世界就是混乱或"虚空"。

其实，我们可以主动发挥大脑先验感知模式的积极作用，来提高学习的效率。这就是"有意注意"学习法。

"有意注意"，也可以称为"有意专注于对象"。

例如，在魔术表演当中，魔术师经常会运用这样的手法，魔术师用说话和手上的动作吸引观众的注意力，结果，观众竟然没有看到"一头大象已经走上舞台了"。

"有意注意"学习法，具有双重含义：

（1）当我们的大脑专注于某个学习目标，就会忽视（看不到）眼前的其他内容。这就是说，学习要专注，一心不可二用，把学习、休息、玩耍在时间上严格分开。做作业的时候就是要专心做作业，玩耍的时候就专心玩耍。

（2）从自我实现目标的角度来看，预定目标很重要。一个学生要取得考出好成绩的目标，而又不想被形形色色的外部因素所干扰，那么，在开始与外部世界互动之前，就要先明确自己想要的"感受、认知、追求的目标"是什么。

先在大脑中明确自己要什么——"我要感受、记忆、理解的目标是什么",那么,接下来就会在与外部世界的互动中,优先选择与实现目标相关的内容和资源,因此会更快更好地达成自己的目标。这也是中国古人所说的:"有志者,事竟成"。这不只是用于学习,也可以用于做事。

➡ 应用

这个"大脑先验感知模式"定律,用于青少年的学习,就是要预先确立有效的学习目标和内容。

例如,针对应试教育,所有考试的特点都具有共同之处,就是要取得高分,而最高的分数就是"满分"。很多家长和孩子误以为考试的目标是名次,其实正确的考试目标是满分,因为考试的名次是没有固定的标准的。

基于"大脑先验感知模式"定律,要使得学生有效掌握"应试"所需要的知识和技能,就要把每次"考试满分"这个目标,预先作为每科预习、学习、复习的目标。

从入学开始,作为学生就要树立"考试满分"目标。

设定满分目标的第 1 个最佳起点,是孩子读小学的前一天。在孩子读小学的前一天，父母跟孩子达成共识：考试的标准，就是每科都满分。这是每天认真学习的目标。

设定满分目标的第 2 个最佳起点，就是现在。

对于学生来说，不论你现在是小学二年级、还是高中一年级，没有其他考试标准，唯一的考试目标，就是满分。

把"考试满分"的目标，预先在大脑中设立起来。

当每一次的大大小小的考试成绩公布之后，如果没有取得满分，你的大脑就会透过感官去"有意注意"考试卷上"错失的分数"是怎么失分的？进而去关注"考试失分都发生在哪里？为什么会失分？怎么做才能不失分？"

在这个思考的基础上，认清自己学习的"短板"和"盲点"，制定"提升短板"的计划，然后坚决实施到位。

除了预定正确的目标，也要为大脑预先选择正确的学习"标杆"，这也会带来事半功倍的学习效果。例如，为了提高作文成绩，就要预先选择阅读"范文"。针对提高应届生的作文考试成绩，那些"上一届"获得考试高分的"考试范文"，是提高作文考试成绩所要"学习模仿"的有效标杆。

对一名学生来说，要快速提高作文考试成绩，大脑就应当预先把"考试范文"作为"有意注意"的对象，加以重点研究，包括题目、思想主题、开头、结尾、细节等，这就为考试中作文题的正确而快速的解题和答题，奠定了基础。

十、大脑光感效应

说明

　　2017 年中国大陆的一档电视节目中，一位自闭症患者完全凭借大脑的运算或记忆（不借助任何计算器，也不用纸和笔），答出了高等数学的多位数计算题。不管这个自闭症的男青年是通过大脑运算还是死记硬背答案，都很不容易，因为这个男青年一直生活在农村而且小学以后就失学了。

　　我注意到节目中的一个细节：这位自闭症患者的姐姐，明确地强调说：她的弟弟可以长时间盯着太阳看，而他的眼睛并没有出现什么问题。这位姐姐也承认：她自己无法对着太阳的强光看，而他的弟弟却可以"经常这样做"。

　　最近十年左右，一些研究大脑的科学家们，尝试做一种实验：通过光线照射"老鼠"或"猴子"大脑的特定区域，来改变它们的行为。一些试验表明：光线可以激活猴子"大脑"额叶的某些区域的神经活动，通过光线照射猴子大脑的某些区域，"猴子在物体追踪任务中反应变得更快"。

实际上，我们在日常生活中也有这样的体验：

在更加明亮的环境中学习或是做事，与处在昏暗的环境中相比较，效率确实不一样。在更明亮的光线照射下，我们的"视觉"（大脑透过眼睛去看到）变得更敏锐了，对眼前的对象可以看得更清楚，思维也似乎更"明亮"了。

我曾经担任过生产企业的管理顾问，在参观从事细微制造工作的车间时我注意到：从事细微制造工作的技术工人，在自己的工作台上增加安置了照明灯，在我看来似乎"过分明亮"了。但是，现在想来，这种故意"加强的照明"所带来的更充足的光线，很可能保证和增强了在精密加工时所需要的大脑智力活跃程度，以及相关的感官的敏锐程度。

以上种种，可以得出以下的结论：

光，对大脑的智力活动，有直接的影响。

我们还可以根据此一原理，回顾科技革命历史的进程，尤其是二次科技革命——世界范围内多个国家同步迅猛发展的现代科学研究，很可能跟电灯照明的普及（家庭照明、工作场所照明、生产厂房照明）有正比的关系。

1879 年，爱迪生发明可以用于一般照明的白炽灯。然后，各种电灯照明开始普及到全世界（从此，蜡烛、油灯、鲸油照明，逐渐退出人类社会）。伴随着电灯强光照明的普及，或许让人类整体的脑力智力活动，在全球范围内大面积地激活了。在"亮如白昼"的电灯光线的照射下，人类大脑的智力活动更活跃了，感官更敏锐了。或许可以说，电灯发明的 1879 年，可以称为"现代科技爆炸元年"。从此，电动机、内燃机、汽车、飞机、电报、电话，纷纷登上了人类生活和工作的舞台，人类社会进入了全面科技化时代。

➡ **应用**

运用"大脑光感效应"定律，对于青少年的学习和一般情况下的智力活动，充足的光线是必要的。

例如，孩子的房间的照明光线要充足。但是，这个光线充足，不是指台灯，而是整个房间的整体照明。

有一些家庭给孩子使用台灯，这不是最佳选择。台灯并不能起到整体照明充足的作用，实际上，大脑外壳的整个头颅骨以及耳孔，都能感受到光线的照射。而且采用台灯时，除台灯照射区域以外的地方是较暗的，因此会导致视觉从明亮区到昏暗区的强制性转换，进而导致视觉的疲劳。同时，布置灯光时，要考虑到孩子整个房间的光线的均匀性。

具体到孩子学习时的照明强度，白天时，最好是靠近窗户，以充分利用自然光，同时尽量避免阳光直射。

晚间学习和作业时，应当保证充足的灯具照明，照亮整个房间的光线要足够明亮。这个光线强度，应该达到白天晴天的窗口自然光（排除阳关直射的情况）的亮度。

关于人居环境的充足照明，不仅是对学生，也适用于所有人。例如，看电视、看智能手机，都应当保持周围有充足的照明，而不是在昏暗的环境中看电视、看智能手机。

关于老年人，这里要特别强调一下：对于居家的老年人，充足的光线照射，对于保持老年的大脑智力活跃是必要的。

很多老年人为了省电而忍受昏暗的照明条件（灯具的功率偏小，灯具的数量不够，开灯时间不够），这很可能导致老年思维活动的减弱，或是加剧老年痴呆症的发生，因此，保证充足照明和增加老年人白天室外活动，是有益的。

同理，大部分时间生活在足够明亮光线（尤其是自然光）环境，可能对抑郁症患者或心情抑郁，有一定康复作用。

自然光（或照明强度近似自然光的人工照明）传达到大

脑，能激活大部分的大脑功能，保持和提高人的认知能力。这或许可以减少抑郁者的焦虑、情绪失常等症状。

同理，在运动健身方面，也应当选择有阳光或光线充足的情况下，进行户外健身运动和室内健身运动。

十一、大脑超距感应

👤 说明

我们都已经清楚，大脑会释放脑电波。

那么，大脑只会释放脑电波吗？

在我们能够观测到的、可见的脑电波背后，或许会存在着以光速或是超光速向外部世界发射的"脑信号"。

这里，我用"脑信号"这个特殊词，来表达不同于脑电波的、由大脑向外界发射出去的信息和信号。

科学总是在不断扩大人类对人自身和世界的认识，而科学的起点则是对于事实背后规律的"猜测"和"假设"。

我们所知道的事实，是当我们的大脑"想到某人"的时候，大脑的神经网络当然就会产生相应的特殊的脑电波。

而如果在大脑发射脑电波的背后，存在着可以发射到外部空间的"脑信号"，那么，那个被我们的大脑所"想到"的人，难道就不会接收到我们大脑发出的"脑信号"吗？也就是说，我们大脑中的"念头"也可能会直接影响到他人。

　　例如，一对有血缘关系的母女。当此时此刻，这位母亲"想到"在另一个房间、或是在另一个地区的亲生女儿时，发生在这位母亲的大脑中的"想念"，对此时此刻的、不在母亲身边的女儿，难道就没有丝毫任何影响吗？

　　难道不存在"脑信号"超越空间进行传递的可能吗？

　　人们之间的信息传递，一定要用面对面交谈吗？或是一定要通过电话线？我们现在不是已经通过无线电信号进行无线通讯吗？因此，我们不能排除大脑之间的超距感应。

　　让我们再回到真实的母女关系中——如果此时此刻一位母亲的大脑里想到"女儿是一个很可恶的、倒霉的、活该疾病缠身的人"，那么，这个母亲大脑中的思维活动所产生的"脑信号"，难道不会发射出去吗？她的女儿难道不会接收到这个信号而受到影响吗？

　　当一位母亲的大脑中经常性地想到"女儿的不好的方面"，那么，当这位母亲（此刻）这样思维的时候，她的女儿的大脑难道不会接收到这个来自母亲的"消极的脑信号"吗？她会不会因此而感到"莫名其妙的沮丧、压抑和愤怒"呢？她会不会也在大脑中想到母亲的种种不是之处呢？

如果一位母亲能够时时想到"孩子是一个孝敬父母的、有能力的、一定会幸福的、能够实现目标的人"，并且想到"我要祝福我的孩子，我愿她幸福、富有、成功"，那么，此刻，她的儿女会不会因为大脑接收到了这个温暖的"积极的脑信号"，而感到"莫名其妙的舒服、充满信心"，进而劲头十足、非常认真地对待自己的学业呢？

这就是"大脑超距感应"定律。

这个"超距感应"，可以是二个人之间只隔了1米的距离，或是二个人之间隔了一面墙，也可以是二个人之间隔了一个地球（一个在中国，一个在美国）。

人，的确是一个神奇的存在，就像中国人所说的：人与人之间存在着缘分。美国人也有这样的说法："当神秘的缘分把我们联系在一起。"当我们秉持拥抱未知的开放心态，那么，当一个人在大脑里"想到"另一个人，甚至是为另一个人而在大脑中无声地"祈祷"时，我们能肯定这两个人之间（这两个人的大脑之间）就没有任何感应吗？

我们现在所谈论的大脑超距感应，大脑和大脑之间或许存在着直接的、跨越空间的感应，是符合科学的实证精神的。在人类的历史记载中，有很多这样的记录。例如，著名的曾子和母亲感应的故事，大意是曾子非常孝敬母亲，一日外出砍柴，母亲因家里临时来了客人而急盼儿归，便咬了自己的指头，曾子感应到母亲内心的呼唤，因而马上归来。

➡ 应用

按照"大脑超距感应"定律，我们的大脑中的"想法"和"想念"也具有等同于物质和能量一样的影响力。

可以说，信息也是一种能量，或者也可以说，信息、物质、能量，这三者是共同构成宇宙世界的基本要素。

当我们意识到，并不是只有一个人实际做出来的"言行"会伤害或帮助到别人，发生在我们大脑里面的"想法"也会伤害或帮助到别人，那么，我们就会善用大脑的思维。

当我们意识到应当善用大脑的思维，那么，我们的大脑在"想到别人"时，就要学会尽量不去想那些对"被想者"有害的、不好的想法，而应当"积极地为对方着想"。

不过，控制我们自己大脑里的想法，这并不容易。

大脑分分秒秒都在不间断地涌现各种"念头"，这是我们每个人都体验到的事实。脑科学研究也证实：即使在人入睡的时候，人的大脑也在不停地活动而呈现出脑电波。

但是，为了自己和他人的幸福，考虑到人与人之间的微妙的联系和影响，因此，不论是父母还是孩子，我们都要学会在清醒的情况下，随时能够察觉自己大脑中的"想法"。

要学会自主地察觉和控制大脑的"内部活动"。

如果自己的大脑中的"想法"，是关于别人的负面的消极的想法，例如，对别人的怨恨、过分的担忧、执着于过去的不好的印象和评价，那么，我们就要把这些个带有偏见的消极的想法，自觉转化为积极的想法，例如，包容和理解对方、用发展的眼光向前看、共同构想美好的明确目标。

欧美国家流行一个黄金法则："你要别人怎样待你，你就要先怎样待别人"。中国圣人孔子说过："已所不欲，勿施于人。"这就意味着，我们如果要幸福，就不应该在大脑里"诅咒或怨恨"对方，这或许只会让双方关系恶化。

作为父母，不应当在自己的大脑里"不信任孩子，认为孩子有病，把孩子想象成坏人或是正在变坏的人"。

如果父母的大脑中不断升起对孩子的"消极想法"，这或许只会让孩子感到压抑，有被抛弃的感觉，无法安心学习或做事，甚至真的开始"变坏"。这有什么益处呢？

而如果父母能够积极地善用自己的大脑，当想到自己的孩子时，总是能够在大脑中升起和充满这样的想法："我相信孩子会尽心尽力做到最好，我相信孩子会达成想要达成的美好目标，孩子是一心向善的，孩子是健康的"，那么，孩子或许会在内心感受到"自信和百折不挠的乐观"。

十二、外部世界为大脑的感知设定"画框"

人的大脑受外部环境的影响，是广泛而深刻的。

大脑是处在头盖骨之中，大脑自己不能走出去直接感知外界，而只能通过神经系统与身体和感官相连接，接受来自身体和感官的信息。大脑本身就像一台计算机，它只是负责对外部信息进行储存、运算、判断、发出指令等等。

处在头盖骨中的大脑，透过自己的感官和身体去感知外部世界，同时，大脑也感知自己的身体和感官本身。

人体的感官和身体处于环境之中，与环境息息相关。

因此，与感官和身体相连接的大脑，无时无刻不受外部环境的影响，以至于我们每个人的自我意识很难分清什么是

"我"、什么是"环境"。或者，可以这样看待大脑与环境的关系：大脑感知到的环境，构成了自我意识的一部分。

大脑处在环境中，环境反映在大脑里。

环境对大脑的影响是决定性的。环境为大脑设定了感知的范围和内容，就像画框把画面框了起来，我们只能看到画框里的内容，而看不到画框之外的信息。

人生活在各种环境中。而大脑处在人体和环境的包围之中，就像一个人孤零零地处在墙壁前，不由自主地欣赏着挂在墙上的"画框里面的内容"，此外没有其他选择。

包围着大脑的环境（身体和大千世界），决定了大脑能够感知什么，记忆什么，理解什么，判断什么。譬如，我们生活在地球上，这就决定了大脑里面的信息都是地球的信息，因此我们可以称呼自己是"地球人"。

一个人长期处在一个环境之中，接触同样的人、与身边的人们谈论共同感兴趣的话题、有比较固定的读物、自己所做的事也在每天重复，这些都会深深地影响一个人的大脑的思维模式。一方水土养一方人，说的也是这个道理。

可以说，人的外部环境，是人的"自我"的一部分。外部环境的各种内容，在大脑中的投射和日复一日的积累，构成了"自我"的一部分。我的大脑特性，与环境不可分。

例如，一个初中生，在他的外部环境中，他的妈妈如果总是对他说："你的学习成绩为什么总是这么差？你怎么这么笨？你的脑子和心理是不是有问题？"这句唠唠叨叨的话，就给这位中学生的大脑设定了一个"画框"："我很笨，我不正常。"于是，这个中学生就会被动地在这个画框中作画："我是个笨小孩，我无法得高分，我是有病。"

又如，一个人生活在一个城市里，比如杭州或是纽约，那么，这个人所生活的城市、行走的相对固定的路线、每年接触到的人，这些就构成了这个人的大脑的感知画框。

环境造就人。这个环境，包括自然环境，社会环境，家庭环境，人为的环境，自我暗示"虚拟出来的环境"。

没有人能够完全挣脱"外部环境"给我们的大脑设定的画框，但是，我们可以用自己的心态、表情、言辞、行为，来主动营造更好、更美、更温暖、更和谐自在的环境。我们也可以在现有的环境中，主动选择所要感知的内容；例如，我们可以选择带孩子在周日的时候去参观博物馆。

宗教非常善于给大脑设定"画框"。例如，教堂或寺庙，用教堂或佛寺的围墙把信徒们围起来，这既是为了避免世俗的干扰，也是基于大脑的运行机制，人为地给大脑制造一个特定的画框。在这个宗教的画框里，只有神佛的各种形象、各种信徒阅读的经典、以及念经的声音，等等。这样做的结果就是信徒们比较容易理解和信仰教宗的观点。

需要强调的是，大脑的外部环境的"画框"种类很多。

人类生存的环境中有很多的各类"画框"；这既包括（但不限于）：自然风光、城市建筑、各种交通工具、博物馆、图书馆等等；也包括：人们之间的谈话、交往、活动；还包括：人自身（大脑以外）的身体感官的感觉、某种疾病、某种观念、某种身体残疾、年轻或衰老、某种目标等等。

➡ **应用**

对于青少年的学习来说，这个"环境为大脑设定画框"的定律有以下实用性启发：

1. 家庭学习环境的布置，应当是帮助孩子专注于学习。例如，开放的书架或透明的书柜，没有与学习无关的摆设（健身器之类），具有安全感的座椅（不是凳子）。

2. 父母与孩子交谈的内容，应当是基于对孩子的无条件的信任、尊重、肯定、欣赏，这样做的结果就是孩子拥有坚定的自信，乐观地面对学习和难题的挑战，有开放的胸怀。

3. 从孩子小时候开始，父母多带孩子去大自然、去看各种展览、去名山大川和历史名胜，体验自然、人文、历史、科技。这会让孩子的大脑的神经网络，有一个比较宏大的格局，不排斥多元的文化，具有丰富的包容性。

十三、自由意志与自然之道在大脑中共存

👤 说明

　　每个人都认为自己的"自由意志"在决定自己的言行。

　　但实际上，人的感官和言行，大多数情况下是遵循自然之道，大脑自然而然地进行感知、记忆、理解、反应。

　　有人把这个称之为"习惯决定命运"。

　　只有很少的、例外的情况下，我们的大脑才需要发挥自己的"自由意志"，做出自我的决定。

　　可以说，一旦习惯确立，人就会按照习惯行事，大脑会随波逐流，甚至都不会察觉自己在做什么。

　　因此，一个人如果认为"这不是我要过的生活"，那么，一般情况下，这个人唯一能做的就是改变自己的某个旧习惯，

而建立自己的一个新习惯，命运也因此改变。

这就是人的"自由意志"发挥作用的主要方式。

人性的简单或是复杂，都在于这个人有哪些习惯。

例如，所谓的成功者，其实是多种成功习惯的集合体。成功者有很多导致他必然成功的习惯，包括（但不限于）：

（1）明确自己要达成的目标，限定达成目标的时间，专注于单一目标，勤劳朴实，只做与达成目标有关的事。

（2）团队意识（家的意识），运用团队的力量实现团队的目标，不遗余力地支持团队成员成长和成功。

（3）充分准备，做好储备，不打无准备之仗，有预习的习惯，能够听取和包容不同的解决方案。

（4）坚持践行正确信念，这些信念包括：善有善报，天道酬勤，一分耕耘一分收获，一心向善，客户至上，信守承诺，集思广益，群策群力，八仙过海各显其能。

（5）遇到难关，不轻言放弃，而是善用自身优势，想方设法，坚持正确而灵活的策略，主动行动，直到成功。

所谓的失败者，也是多种失败习惯的集合体。失败者有很多导致他必然失败的习惯，包括（但不限于）：

（1）没有明确目标，随意更换更改目标，投机主义。

（2）什么都想做，精力分散，精神涣散，起居无常。

（3）没有必要的准备就匆忙上马，没有预习的习惯。

（4）遇到难关，轻言放弃，不动脑筋，不集合众智。

（5）没有正确的信仰，巧取豪夺，损人利己遭恶报。

上述的这些习惯，种类繁多，有终生的习惯，有阶段性的习惯，有一时的习惯；习惯的内容也五花八门，有做事的复杂程序，有简单的一举手一投足，有饮食起居的规定。

习惯是建立起来的，是渐渐养成的。好习惯，坏习惯，都有一个养成的过程，所以中国古代的圣贤说："要防微杜渐。"而建立任何习惯，都是要通过大脑做出决策和选择，然后，坚持采取某种固定的行动，直至变成习惯。例如，早起是一种习惯，每天坚持吃早饭是一种习惯，说到做到是一种习惯，听人说话让人把话说完是一种习惯，今日事今日毕是一种习惯，但是，要养成这些习惯之前，我们的大脑必须做出"从现在开始建立和遵守这些习惯"的决策。

养成好习惯，幸福每一天。很多时候，我们以为是自己"决定"做什么（例如，抬起一只手），而实际上，我们只是"意识"到了自己的行为而已（我的手抬起来了）。

也就是说，大脑当然可以"意识到"自己做了什么，但是，大脑不一定能够决定自己做什么。习惯决定了我们的日常行为，这是人的常态，人生的常态，人类的常态。

古人说，道法自然。自然之道，对人来说就是习惯之道。

命运，通过习惯的力量来统治人的一生。

而人的自由意志，通过建立习惯来创造自己的命运。

➡ 应用

这个"自由意志与自然之道在大脑中共存"定律，提示我们：养成好习惯，一生都如愿，富有成功每一天。

不要依赖临时做出的特殊决定，不要依赖临时判断，而是注重在平时就要养成正确、有效、健康、合理的习惯。

这就像一句过去流行的话所说："有了纪律性，革命无不胜。"这里所说的"纪律性"并不是单指制度，而是特指已经养成的遵守正确制度、养成正确信念的好习惯。

对于青少年学生，要养成的正确习惯包括（但不限于）：

1. 凡是学习任何课程，都一定提前预习的习惯。

2. 按时独立完成作业，按时上交作业的习惯。

3. 遇到任何不懂的字词，立刻查阅字典的习惯。

4. 考试之后立刻订正、总结、改进的习惯。

5. 尊重父母，认真听取父母意见和建议的习惯。

6.看书时坚持动笔随手做记录的习惯。

上述的这些好习惯，对于中小学生来说，有益于更高效率地学习和掌握课本知识，更全面准确地理解考试标准，更快速准确地在考试中审题、解题、检查，以取得高分。

十四、大脑认知的多层次与精细化

👤 说明

从现在已知的、世界范围的针对大脑的科技探索成果来看，大脑的记忆机制是有多个层面的，是多维的。

因此，大脑对所有外部对象的认知，也是有不同层次。

这些认识的不同层次，可以分别定义为：表面的感知和认识，深层次的感知和认识，本质的感知和认识。

例如，一个从事房地产中介的女士，她刚入行时可能只认知到房屋的面积、楼层、价格（表面的）。

一段时间之后，她会进一步认识到房屋的卧室朝向、房屋是否靠近路边、房屋建造时间（深层次的）。

而当她成为资深的房产中介顾问时，她会注意到买主的个人喜好、一家人的实际需求、孩子的读书情况，以便推荐刚好适合买主一家人需求的房屋给买主（本质的）。

大脑的认识层次，也可以按照精细化的程度进行定义：大体的，粗糙的，准确的，精细的。

例如，我们都能听清楚身边的人在大声讲话（大体的），也能应付几句答话（粗糙的），而细心的人能够听出对方的声音"与平时不一样"而感知到对方的心声（准确的）。

我曾经在电视节目上看到这样一幕：

一个儿童，他仅仅凭借听觉，就能听出他妈妈拨打键盘式电话的每个具体号码。这种家用电话座机就是那种摁每个键都发出"嘟"的一声的功能电话机。现场测试开始了，这个儿童坐在离妈妈远一点的地方，只能听到妈妈摁电话号码键的嘟嘟声，而结果是，不论妈妈摁什么数字的电话号码键，这个儿童都能从嘟嘟声中分辨出号码数字，无一失误。

这就是大脑认知精细化的例证：这个孩子能分辨出妈妈手机上的每个"嘟"的细微不同（对应不同的数字）。

在大脑内部，在数以亿计的大脑神经元细胞所组成的神经网络中，蕴含着层次丰富的记忆、运算、判断等功能。这就给我们人类由浅入深地认识自我和外部世界，提供了强大的潜在能力。人的大脑的认知功能，经过无数世代的进化，可以说是达到了匪夷所思的奇妙境界，我们每个个人在一生中所能运用到的大脑的功能，可能只有一小部分。

因此，我们可以肯定地断言，我们的大脑具有巨大的潜力，等待我们去发掘、发挥、运用，去创造人间奇迹。

➡️ 应用

这个"大脑认知的多层次与精细化"的定律提示我们，在充分认识大脑潜力的基础上，善用大脑认知功能。

大脑的感知能力、记忆能力、理解和分析能力、判断能力、发出指令和进行调节的能力，从整体上来讲是非常强大的。只是我们人类的很多人自我低估了大脑的巨大潜能。

对于处在中小学阶段的青少年来说，与成年人相比，还有一个特殊的优势，那就是青少年的大脑中还没有积累和形成很多的偏见、成见，大脑还处在快速发育过程中。

因此，我们要珍惜宝贵的青春岁月，要在从小学开始的专注读书学习的整个青春期，既要认真阅读和理解书本知识，也要积极参加社会实践，探访大自然，乐于动手制作、写作、做实验。这样多角度、多方式进行学习、实践和思考，以保障和促进自己的大脑的充分发育。

同时，也要自信地运用自己大脑的强大认知功能，对学习对象、观察对象和所做的各种事项，形成多层次的认识。既注意到表象，也能看清本质；即能够整体认识对象，也能够精微地感知到人事物的生动细节。

学习不止是接受固定的标准答案，也是自主的探索。

小学生、初中生、高中生，你都可以对自己所学习的内容，积极向老师提出问题、不同意见和疑问，也许老师会觉得你的问题很幼稚甚至很愚蠢，但是没有关系，你认真的提问和自主思考，正是你的大脑健康发育的正确过程。

我们读书学习，并不是一个简单的死记硬背的过程。每个学生都可以对自己学习的内容，在记忆的同时，进行深度的思考，大胆提出你的"为什么"，这会帮助你的大脑多层次地认识你所学的内容，做到从表象、到本质的认识。

世界上的万事万物，都是深奥复杂的，而在所有的深奥复杂的现象背后，又存在着各种起决定性作用的简单规律。这已经被人类古往今来的历史和现代科技发明的历史所证明，那就是，一个人和一个团体要获得富有，要做到成功，要拥有幸福，就必须认识和践行那些正确的规律。

身为学生，不可以荒废时间，而是珍惜匆匆流逝的时间，用于大量学习，大量思考，对自己所学习的内容，做到从粗放到精细的感知，从表象到本质的认知。

　　为了取得优异的学习成绩，为了一生的幸福和事业成就，学生们需要静心、专注、反复学好功课。要以坚韧不拔的精神，深入学习，自主思考，聚精会神，有志竟成。

十五、大脑认知建模的恒常性

科学研究表明，所谓的颜色，是通过眼、脑和我们的生活经验所产生的一种对光的视觉效应，我们肉眼所见到的光线，是由波长范围很窄的电磁波产生的，不同波长的电磁波表现为不同的颜色，对色彩的辨认是肉眼受到电磁波辐射能刺激后所引起的一种视觉神经的感觉。总之，一种颜色对应的是特定波长的电磁波对眼睛视觉神经的刺激。

可是，在我们日常体验中，却有这样的感知体验：

同一朵玫瑰花，混在一束鲜花中，或是插在餐桌上的瓶中，或是把这朵玫瑰花别在西服的胸前，或是在中午、晚间、阴天、晴天时看这朵花，我们都看到同样的红色的玫瑰花。

其实，用科学仪器测量的话，上述不同场景中的玫瑰花，它所反射的阳光、它的色谱、它周围各种光线色谱的混合，都是不一样的，但是，在我们眼里这朵玫瑰都是红色的。

这就反映了大脑内部的一个特殊固化认知机制：

当大脑对外部世界形成一个固定印象（认知结果）时，大脑会倾向于保持这个固定印象（不限于视觉，也可以是听觉印象、触觉印象、味觉印象、意识印象等等）。

而当外部世界的这个"真实对象"出现各种变化时，大脑内部的神经网络会自行维护原来的固有印象。

我把这个模式称为"大脑认知建模的恒常性"。

这个大脑对外部世界所形成的固定印象，可视为大脑内的"一个建模"。大脑通过内部"建模"来"认识世界"，也通过这种模式来保持"世界的稳定性"。

这就是为什么我们期望别人做到长期"保持一致性"（即所谓的诚信），以及我们很难改变对别人的"印象"。

例如，许多人热衷于参加"同学会"。这是因为我们在当初学生时代形成的关于同学的"固定印象"是大家都"很单纯"，所以，我们不假思索地认为几十年后相见时同学会依然"很单纯"。尽管当我们冷静下来才会发现，今天的事实不是这样的。不过，我们的大脑就是这样固化认知的。

也就是说，我们的大脑对外部世界的感知、记忆和理解所形成的印象，并不等同于这个对象的实际物质存在。

大脑对现实的"真实印象"，并不等同于客观真实。

大脑处在它给自己营造的"客观物质世界"当中。

同理，当大脑对我们自身（自我）所形成的固定印象，也倾向于保持这个固定印象。例如，大脑一旦形成某种自我印象（建模），就会固执认为"我自己就是这样的"。

而大脑形成对"自我"的固定认知结果，来源是什么？

（1）自我评价、自我暗示的作用。例如，自己总是说到"我记忆力怎么这么差，我的记忆力真的好差"。

（2）来自他人、来自环境的评价和反馈。例如，一个妈妈总是积极肯定孩子说"天道酬勤，孩子，妈妈相信你能把作业做好，你能做到上课认真听讲，你是百分百的。"

当然，大脑对外部世界所形成的固定印象（一个建模），或是对自我所形成的固定印象，并不是不可改变的。

这种改变，既可以是来自外部实际对象的改变所导致，也可以是来自大脑的自我调整，或是来自环境的变化。

而改变的过程，可以是渐渐改变，也可以是突变。

➡️ **应用**

这个"大脑认知建模的恒常性"定律，应用在青少年的学习上，有以下实用有效的建议：

（1）要非常重视学习的开始阶段，开局顺利，首战必胜。例如，主动预习全部课文，通过全面的认真预习，让自己对接下来的课程的学习形成"尽在掌控"的美好印象。

（2）要非常重视建立关系的开始阶段，礼多人不怪。例如，与老师交往，与同学交往，要做到与任何人交往都能礼貌待人。这就保证了给对方留下继续交往的好印象。

（3）把必须要学的内容，坚持做到反复认真学习，以便全面理解和掌握，而不是形成片面印象。要从一开始就认真学习，从头到尾都认真学习，务求真才实学。

也要时时维护自己的宝贵声誉。民间有这样的说法："你通过做三十件事建立起别人对你的信任，但是，可能只是因为一件事而丧失你的信誉。"古代圣贤说：有恒乃成。

我们要积极地利用"大脑认知建模的恒常性"。

要长久地牢记所学知识，非得从一开始就认真不可，非得处处认真学习不可。不要把任何学习看得很容易，没有什么学习是容易的，任何知识的学习要学到位都要认真。

珍惜点点滴滴时间，彻底把所学知识弄清楚，把作业、练习做到位，考试时才能对所有难题做出正确解答。

　　（4）积极的暗示是有益的。对自己要积极暗示，对别人也要积极暗示。要攻克学习难关，需要自信，需要鼓励。

　　例如，一个学生在自己的大脑里对自己说"我的大脑有巨大的潜力，加油"。又如，父母真诚地对孩子说"你是百分百的"。这些积极暗示构成了大脑中自我印象的一部分。

　　积极暗示的核心内容，是那些明确无误的积极信念。例如，天道酬勤，一分耕耘一分收获，失败是成功之母。

　　失败是成功之母——这句话的意思是：我们要从每一次失败当中总结出"我做错了什么？我做对了什么？我要坚持什么？我要改变什么？接下来，如何确保做对？"

　　（5）作为父母，如果要改变孩子的消极态度，或是要纠正孩子的心不在焉的懒惰拖延行为，那么，父母首先要考虑的是，是不是父母对孩子的"消极固定印象"导致了孩子现在的心态和行为？如果是这样的话，父母首先要做的是，把对孩子的"消极固定印象"转变为"积极印象"。

　　具体做法是要面向未来，以发展眼光看待孩子的一切，关注和发现孩子点点滴滴的优点，认识到孩子的美好。

　　父母在自己大脑中构建"自家孩子的美好印象"，这是父母影响孩子变好并且不断变得更好的关键。

（6）学习的时候集中精力学习，不可分心，看清和记住必须要记的内容，你才能实现在大脑里成功为完整的知识"建模"。要专注学习，例如，学生在做作业的时候，必须舍弃所有其他的"诱惑"和"无关的小动作"，集中全部精力做好作业。不认真做作业，等于没有做作业。

十六、大脑与感官和身体的合作

👤 **说明**

我们都知道，大脑的活动是受感官和身体影响的。

不过，大脑具有想象力，就像梦境一样似乎无所不能，但是，大脑的想象力仍然受限于肉体的感官和身体。

大脑是一个信息处理系统，就像一个拥有无限计算能力的计算机。但是，如果没有来自感官和身体的信息输入，大脑只能"空转"，大脑也不可能正常发育。

来自外界的对大脑的刺激，直接影响到大脑的发育和功能的发挥。而这些刺激是通过感官和身体发挥作用的。

例如，很多真实的案例表明，一些"脑瘫儿"在医院宣布"无药可治"的情况下，仅仅因为孩子的母亲不放弃，而是坚持给孩子做脑部按摩，同时跟孩子做游戏、讲故事，因而治愈了"脑瘫儿"，使孩子成为正常儿童。这个似乎神奇的治愈机制，其实是母爱、按摩、语言刺激等因素，透过孩子的感官和身体，对孩子的大脑产生了康复效果。

大脑不只是受到感官和身体的影响，大脑也在指挥感官和身体做出反应，采取行动。如果大脑不能支配感官和身体采取行动，感官和身体也只是无意义地等待。

例如，那些贫困地区的某些懒汉，蹲坐在树荫下，这很有可能是他的大脑中没有行动的想法。

大脑、感官和身体的合作，这是大脑发挥作用的基础关系。大脑、感官、身体，三者具有协同效应，1+1+1>3。

而学生的学习，也是脑力、感官、身体的联合行动。

这也是中国古代圣贤所说"读万卷书，走万里路"的道理所在。既有知识，又有实际体验，既有思维，又有感受，这是大脑的内在需求，是人发挥自身价值的必由之路。

大脑与感官和身体的合作，体现在以下三方面：

（1）大脑接受和储存信息。大脑接收和处理来自感官和身体发来的信息，对这些信息进行分类储藏。

（2）大脑运算和处理信息，指令身体采取行动。大脑不间断地处理大量信息，指令感官和身体采取某种行动。

（3）大脑与感官和身体共同做出各种本能反应。

人活着的意义，就是采取行动，创造人的价值。正是大脑、感官和身体的合作，才能够体现和创造人的价值。

▶ 应用

在青少年的学业方面，如何让大脑与身体更好地合作？

"读书即动笔"是个有效的办法。

学生时代，读书之时，笔不离手。这包括：

（1）要想记忆好，大脑需要更多与记忆内容相关的刺激。读书时拿起笔，用笔在阅读的内容上做标记、划重点、作旁注，也可以在本子上随手写下自己的心得体会。

（2）读书时，如果是语文课本或课外文学阅读材料，就动笔抄录精彩的词汇和句子，强化大脑记忆。如果是数理化方面的书，就动笔进行验算、演算，有效记忆公式。

（3）抄书，抄写范文，这是加强记忆和理解的好办法。

除了读书动笔，为了加强大脑与感官和身体的合作，在家里学习的时候，尽量站起来朗诵，边走动边朗诵。还可以给自己定题目，写在小纸条上，自己照着题目即兴演讲。

在家里做健身运动时，同时口念课文或公式。

外出旅游时，有意观察自然面貌，有意倾听自然声响。

这些又动脑又活动身体的办法，会加强大脑记忆，促进大脑活动，充分发挥大脑功能，让大脑和身体实现最佳合作。

十七、大脑的旁观同感效应

说明

当我们旁观环境中的人、事、物，在我们的大脑里会发生与对象的同感效应。在旁观别人的行为时，在观看别人的言行时，我们作为旁观者的人——我们的大脑里面会发生"同感效应"。这已经被脑科学的临床研究所证实。

例如，当我们观察坐在餐桌前的一个人，当他拿起美味的食物送进嘴里时，我们作为旁观者——我们的大脑中也产生了"自己正拿起美味的食物送进嘴里"的感觉，我们的大脑的某个区域被激活了，作为旁观者的我也会流出口水。

又例如，体育赛事上，一场足球比赛，或是篮球比赛中，观众们随着赛事的进行，或摇旗呐喊，或捶胸顿足，我们作为旁观者会跟着运动员的动作，感受运动员的感受。

这就是旁观者的大脑的同感效应在起作用。

又例如，在学习和事业的各个领域，都存在"榜样的力量"。当我们参观先进人物的言行，我们会被感动。

俗话说，榜样的力量是无穷的，但是，榜样必须是可见的，是可以旁观的。当我们近距离观察到榜样的言行，我们的大脑就会"我也想像榜样那样做"的感觉。

中国古人所说："近墨者黑，近朱者赤。"这也是在表明，作为旁观者会被自己近距离观察的对象所影响。当然，这种影响并不一定改变旁观者。例如，一个从小在城市长大的孩子，到了农村，周围都是在农村土生土长的人，那么，随着时间推移，这个城里的孩子就一定会渐渐变成和当地农民一样的人吗？不一定。这个城里长大的孩子会有同感，会理解当地人，但是，他仍然可以独立做出决定"自己做一个什么样的人"。我们每个人都可以做出自己的决定。

大脑的旁观同感效应表明，我们会被动地、潜移默化地受到我们所看到的、听到的其他人的影响；我们也可以自觉地做出自主的决定，接受或拒绝来自他人的影响。

➡️ **应用**

按照"大脑的旁观同感效应"定律的影响力，与孩子朝夕相处的父母，对孩子有着潜移默化的影响。

孩子看到父母的一言一行，孩子的大脑会感受到这一切，会记录这一切，会升起种种的感受和情绪。

例如，一个单亲母亲如果总是对孩子说："我养你多不容易啊，你爸抛弃了我们，他是个坏蛋"，而且这位妈妈这么说的时候还伴随着泪水，那么，十有八九这个孩子会在此时此刻的大脑里感到莫名的压抑和痛苦。而如果这位单亲母亲能够认识到自己的婚姻是自己选择的结果，而且也曾有过与男友和丈夫相亲相爱的美好时光，那么这位妈妈就会全面看待"离异"这个事实，进而自强自立地过好自己和孩子的生活，享受与孩子相处的天伦之乐，做到知足常乐。于是，这个孩子就会每天看到妈妈的乐观、笑脸、担当、慈爱、对孩子的信任，孩子的大脑里就会充满明媚的阳光。

确实啊，父母就是孩子的榜样，怎能不慎重自己的一言一行。在孩子面前，父母的一念一言一行都会让一道生活的孩子感同身受。因此，父母要做一个值得孩子效仿的人，包括善意待人，虚心学习，服务社会，不断学习和成长。

而作为学生的孩子，要学会观察其他同学有哪些好的学习方法，观察那些单科成绩优异或总成绩优异的同学，到底是怎么认真预习、听课、练习、复习的；然后，把同学身上真正引起你尊敬的好习惯，通过仔细的观察，认真记在你的大脑里，再参照借鉴和运用到你的学习行为之中。

十八、大脑冥想的自我觉察作用

说明

　　世界范围内关于冥想的研究已经很多，主要的成果反映在：冥想能够让人平静，提高记忆能力，提高完成特定任务的效率，缓解身体的慢性疼痛，减轻抑郁、焦虑等。

　　什么是冥想? 狭义的理解是，冥想是指身体处于放松的静坐的状态下，大脑摒除杂念，自觉地专注于感知某个对象（包括把"空"作为对象）。这个过程就是冥想。

　　我本人也有大量亲身经历的冥想体验。不论是长期多次的自我经历，还是其他大量案例的研究，我的结论是：冥想的直接作用和主要作用，是自我觉察。

　　每个实际做过冥想练习或是有冥想习惯的人，都可以直接体验到自我觉察的过程。这个大脑的自我觉察的过程，也可以使用其他通俗的说法，如，"内视"或"内观"。

例如，某个人的偏头痛发作了，这个人坐下来，放松身体，进入冥想状态，于是，这个人的大脑开始不受遮蔽地完全体验偏头痛的状况。这就是自我觉察，这种摒除杂念的直接的不受遮蔽的体验，会让此时此刻的大脑感觉很难受，但是随着一遍一遍的重复体验，偏头痛的程度会减轻。

又例如，某人要研发制作一个产品，于是，在安静的环境中，静坐下来，进入冥想状态，在大脑中把产品的整个制作过程，一遍遍按部就班地在想象中完成。这个重复进行的过程中，大脑会注意到"需要改进的地方"，然后在大脑中进行改进。经过多次的反复冥想，在大脑结束冥想的时候，这个人已经对怎么制造产品，已经有了更好的思路。

这也是自我觉察，只是觉察的内容是指向一个大脑中虚拟的实体构思。大脑的功能就是如此奇妙。

简而言之，冥想背后的真相，是大脑的自我觉察。

大脑的自我觉察功能，有3种基本模式：

1.在冥想状态下，大脑对身体进行直接的、当下的觉察。大脑通过当下的清清静静的觉察，消除存在于身体局部的紧张、紊乱、过分或不足的状况，然后加以缓解和调节。

2.冥想也可以是"微睡眠"的方式。人在非常困倦时，大脑指令自己进入短暂睡眠，然后快速按时醒来。

3.在冥想状态下，大脑依靠内部已经储存、积累、各种模式化的信息，可以进行虚拟的任务操作。在大脑内部对要完成的"任务、目标、项目"进行虚拟构思，而且大脑运用自身的想象力，对项目操作进行推演、反复调整和修改。

冥想的这3种基本模式，可以取得以下相应效果：

或是辅助疾病痊愈、消除或缓和长期紧张导致的焦虑；

或是快速休息，补充大脑所需能量；

或是运用大脑的想象力，预先规划将要完成的任务。

从广义上来说，冥想并不限于静坐。

广义的冥想包括：无论坐卧站立，只要是身体放松的状态下，大脑自觉地专注于感受某个对象的状态。

例如，一个皮肤受到外力创伤（皮肤被割破了）的情况下，用清水对创口进行清洗，然后，用干净的手摁压创口，同时，在身体放松的情况下，大脑专注于感受创口的感觉和创口的康复。这个"感觉创口"的实际过程，包括：感受创口的创伤面的肌肉痉挛紧张、创口的创伤面的相互愈合、创口处的断面组织和细胞之间的重新关联再生，等等。这是一个深度冥想的过程，仅限于有深度冥想经验的人。

结合上面的例子，从疾病康复角度讲，大脑冥想的康复作用是：大脑在冥想的状态下，大脑针对"病灶"进行自觉的无遮蔽的专注感受，以充分发挥人体的自我康复功能。

大脑自觉专注于特定的感知状态，这就是广义冥想。

这里的"专注"一词，表示的含义是"没有任何杂念"。这时的冥想的人，可以处在静止状态，也可以是运动状态。

从日常生活和工作角度讲，当一个人专注于所做的事，例如，烹饪一道菜，或是，完成一套体操动作，或是，制作一个机械模具；此时，这个人的大脑和身体专注（全神贯注）于他所做的事，这也是接近于广义冥想的状态。

当一个学生专注地投入学习状态，投入作业、预习、考试、课堂练习、实验操作，这就是广义的冥想的状态。

➡️ 应用

对于学生来说，练习冥想，可以让大脑在冥想的状态下，用于（但不限于）快速而高质量地完成以下过程：

（1）在安静的房间中，静坐的情况下，学生在大脑中冥想某项考试状态的全程虚拟体验。此时，大脑中按部就班地虚拟体验进入考场、拿到考卷、全面阅卷、从头开始逐题审题、答题、全卷检查，确认全卷答对。这个冥想体验的全过程可能只实际用时几分钟，可以多次进行。

（2）在冥想状态下，对教材的某个章节或整本教材，进行大脑中的虚拟复习，可重复进行多遍。

（3）在静坐冥想的状态下，针对刚刚过去的考试"失分部分"的内容，进行大脑中的虚拟纠正。在大脑中针对本次考试，重新进行虚拟审题、答题、检查。

（4）大脑冥想，也可用于学习过程中的快速休息。在结束一段学习之后，采用静坐冥想的方式，让自己的大脑专注于体验整个身体，觉察身体上的紧张部位，如肩膀、眼睛、背部等，在大脑中加以体验和有意放松调节。

（5）大脑冥想还可以重塑"自信的自我形象"。在静坐冥想时，大脑从自我过去经历的岁月中搜索"我曾经取得过的成功和相应的成功规律、我的点点滴滴的真实人生经验、我经历的失败和教训"，在冥想中回顾和寻找那些曾经的"自我肯定"和"被人肯定"的经验。这种在冥想状态下，大脑对自我意识进行重新构造和认知，构建更自信的自我，意识到自己的更加强大，让自我心态更开放、更多激情。

对于父母来说，可以在冥想状态下，让自己的大脑对"亲子关系的整体印象"进行重构：消除那些对孩子的消极印象，专注回顾和发现孩子身上点点滴滴的闪光点，重新塑造自己心目中"孩子的美好形象"，重塑面向未来成长的积极亲子关系模式。

十九、大脑构思未来的作用

👤 说明

　　一些科学家认为，宇宙是 11 维的世界。

　　今天的人类，对于世界的认识，还在继续探索当中。

　　不过，对于人类生活的地球世界来说，我们都认同一个事实，那就是我们生活在三维空间之中。

　　我们总是处在三维空间的某个点上。如果加上单向向前运行的时间维度，那么，我们人类就生活在"三维空间"+"一维时间"共同构成的四维世界之中。

　　在这个四维世界之中，时间维度非常重要，因为我们每个人的一生都是沿着时间的维度不可逆转地向前行进。

　　我们每个人沿时间轴线向前行进的最典型的特征，就是每个人都要经历的"诞生、成长、成熟、衰老、死亡"。

时间维度一直向前，这就决定了我们人类既要为此刻（当下）负责，也要为"过去"和"未来"负责。

而"过去"已经成为过去，是不可改变的。

当然，我们可以对"过去"有不同版本的描述，但是，"真实的过去"已经注定，我们只能承受"过去"带来的结果。无论这个结果是好是坏，都是无可逃避的。

而我们人类能做的，就是"此刻"（当下）做什么？

此刻，我们每个人都可以有自己独特的心态，独特的表情和言行，例如，我们此刻的表情，可以选择平静，可以选择微笑，可以选择放松面部的每块肌肉。

此刻，我们不但可以做现在想做的事，还可以为明天、后天以及长期的"未来"，做规划、计划、构想。

此刻的我们，为未来所做的一切是非常重要的。

"此刻"转瞬即逝，迎接我们的是一连串的未来。

例如，在物质生活当中，"未来"的我要就业或是创业，"未来"的我要结婚生子，"未来"的我给孩子交学费，"未来"的我要花钱去旅行，"未来"的我要购买房产或是支付越来越高的房租，等等。"未来"的到来是不可回避的。

我们人类必须承受和担当"此刻"和"未来"。

此刻的我们，为"未来"播下种子、奠定基础、添砖加瓦，直至收获果实。这是非做不可的必要之事。

也就是说，此刻的我们，实际上是在交替做好 2 件事：

（1）做好此刻的事；

（2）为未来做事。

对于我们人类来说，我们每个人都能够塑造未来。

如何塑造自己的未来? 如果我们想要参与、干预、影响、甚至要决定自己的未来是怎样的，那么，此刻的我们必须为自己的"未来"做一些能够塑造未来的事。

例如，未来要收获一棵树，现在就要种下一棵树。

我们人类为"自己的未来"做事的起点，我们塑造自己的未来的起点，就在人类的"大脑之中"。

大脑能够构思未来。也就是说，我们每个人，不论是父母还是孩子，我们都要发挥"大脑构思未来的作用"。

大脑的一项重要功能，就是在大脑的神经网络中，静悄悄地构思关于"自我未来"和"团队未来"的一切。

在大脑的左右半脑、所有神经元及其突触、小脑和脑干等等的联合作用下，大脑按照人的主观意志的指令，能够构思出关于未来的"各种可能愿景"。

这些面向未来的"可能愿景"包括（但不限于）：

整个人类社会的发展愿景；

国家、地区、区域的发展愿景；

团体、家庭、合伙事业的发展愿景；

父母对于孩子学业和事业的愿景；

中小学生对于自己的学业的愿景。

特别要注意的是：大脑构思未来的实际过程，可能是几个人的大脑互相交流、思想碰撞、创新发明的结果。

当我们运用大脑构思未来时，同时要动笔记录。

就像中国人的俗话所说的"好记性不如烂笔头"。

任何在大脑中形成的关于未来的目标、具体考虑、详细构思、思量评估、规划和计划，都应当记录下来，用笔写在纸上，或是以电子数据的方式录入到电脑、智能手机中。

这种记录大脑活动的工作，是大脑活动的一部分，是大脑活动的外化和物化。记录，把想到的写下来，这会使得大脑的活动借助感官和身体的参与，而更加高效。

这种变为计划书和图纸的物质记录，可以使得大脑在"记录"的基础上，不用担心会忘记前面的思路，而继续大胆进行更加向前延展的规划和设计。

未来，可能还会有今天还想象不到的新的记录方式，但是，今天的记录方式建议还是使用"纸和笔"。用笔把大脑虚拟思考的未来构思写在纸上，这是非常棒的全身运动。

大脑思考＋记录的方式，会取得 2 项成果：

1.大脑关于未来的塑造，会更加详实；

2.可以使得"未来的构思"的时间跨度更长一些。

例如,通过边记录边思考,把一项关于未来的规划时间跨度从一个月延展到一年,从一年延展到五年。

➡ 应用

这个"大脑构思未来的作用"的定律,用在青少年的中小学的学业上,就有以下实际启发:

既要完成当下的学业任务(作业、考试、阅读等等),也要为后面的学习打基础、做准备、定目标、编计划。

例如,一个学生按照老师的要求朗读3遍课文,这是完成当下的学业任务;而学生在朗读过程中发现自己不理解字义的生词,立刻查阅字典,把生僻的字词的各种意思弄清楚,这就是为后面的学习打基础、做准备。

又例如,一个学生阅读课外读物(一本小说),如果只是从头到尾看过一遍觉得很过瘾,这是活在此刻;而如果这个学生在读小说的过程中,还能抄录一些精彩的词汇和段落,这就是为今后的写作文打基础、做准备。

如果这个学生还能为未来定目标、做计划,就更好了。他可以挤出一个小时的时间,把接下来的学习目标、学习计划想清楚，并且写在本子上：在什么日子到来之前，我要达成什么结果？我要做什么、怎么做，才能提高成绩？

关于未来目标的确立，要仔细评估，要慎重。

因为一旦确立目标，就不可以轻易改变。可以随时根据实际情况进行改变的，是行动计划，让计划更可行。

这就像从喜马拉雅山上流下来的河水，流向遥远的东海。这个流向东海的过程中，河水随时根据大地的形状而改变流向、流动速度、流动方式，忽而向北，忽而向南，忽而分成几条河流，但，河水的大目标不变——流入东海。其结果是，历尽曲折而不改目标，滔滔江水最终流入东海。

同理，学生要想取得期末考试的优异成绩，要做的第一件事就是在大脑中明确构想自己的阶段性学习目标（期末、中考和高考的目标），然后，在大脑中思考和想象要取得高分应当怎么学习，必须学习好哪些内容。这不但需要大脑中的规划和计划，还需要跟老师交流，跟父母交流。

作为父母，针对孩子的学习的每个阶段（每次考试之后），定期对孩子学习目标的达成情况，对孩子提问，让孩子回答，帮助孩子对自己的学习进行总结和评估。

作为学生，要针对当前自己所遇到的实际问题，想清楚自己能够做什么，大脑对下一步的学习计划做出调整。

对学习计划进行调整的正确做法是：正视差距，正视问题，明确目标，不放弃目标，去做有益于达成目标的事。

现实社会是大脑的"镜子"，也可以倒过来理解，大脑是现实社会的一面"镜子"。大脑的认识和思维方式，与现实社会的规则和运行，具有"同构性"。

因此，大脑的构思未来的时候，应遵循的思维法则是：

法则1：明确"游戏的规则"。考试、比赛、市场营销，都有特定的运行规则，因此要弄清楚应遵循的规则。

法则2：明确"最终目标"。头脑中的目标，驱动人的行为。要充分运用大脑的感知、记忆、运算、理解、判断等功能，就要预先明确最终目标，这样的话，大脑就会夜以继日地为你的终极目标而运行。这是持续和最终取得优异学习成绩的奥秘。美好的未来，诞生于现在的目标。

更好的明天，是今天构思的更好目标的实现。

关于未来的目标又诞生于对过去的回顾和总结，因此，诚实地总结过去的成绩和不足，才会有美好的未来目标。

一个学生要取得"下一次的更好考试成绩"，那么，这个学生就要认真地回顾过去的考试中"出现的失分问题"，认清这些问题，解决这些问题，再继续努力争取下一次和今后的更好成绩。学习如登山，既要志在高峰，又要小心谨慎踩实脚下的每一步，每步都走稳，才能最终攀上峰巅。

二十、亲子教育注意事项

1

父母要有效教导孩子，先要清楚孩子在学什么。

为此，在辅导孩子之前，先要仔细询问孩子"正在学习的内容是什么"，然后仔细倾听，理解。要弄清楚：孩子哪些内容没有学到位。一旦发现"哪些内容没有学习到位"，立刻要求孩子对此加以学习和练习，以确保学习到位。

2

在孩子接受教育方面，父母对孩子的教育是作用最大的教育，所以古人才会说："养不教，父之过"。

学校教育起到的作用是各个专业学科的教育，而亲子教育（父母对孩子的教育）则是给孩子打好人生的基础。这个基础是，正确学习、正确做事、正确做人的好习惯。

3

一个中小学生，每天学习原来不懂的知识，每天都在面临的"逆境"。从不会到会，从考试成绩差到取得高分，这是每个学生都要经历的逆境。正视困难，正视难题，正视差距，千方百计破解难题，进步就在其中。

作为父母，要耐心面对孩子所遭受的逆境。不要以为孩子成绩差就一定是因为孩子偷懒。父母要陪伴孩子走过艰苦学习的过程，要尽量为孩子提供让孩子安心学习的条件和环境，用行动给予孩子实际的支持。

4

作为一个学生，考试是挥之不去的压力。

那么，如何化压力为动力？就是不要跟别的同学比分数、比名次，而是把考试的目标定为满分。不要和别人比成绩，而只是朝着各科满分的目标一天天地接近。

无论你现在的考试分数是多少，都不要害怕，因为你只要坚持每天认真学习，你每一天都更接近满分。

5

学无止境，任何时候都要保持谦虚好学的态度。

6

父母要告诫孩子：为了未来的事业成功和富有，不只是要手脚勤快，更要运用你的头脑的智慧和心灵的力量。

目标明确，方法正确，说到做到，时时处处礼貌待人。

7

身为父母，我们既要在工作上尽职尽责，得享事业之乐，同时，在家庭中也要尽到为人父母的本分，尽职尽责，得享天伦之乐。这是人生的平衡之道。

8

家庭是一个不可分割的整体。父母和孩子的关系也是一种合作的关系，合作生活，合作学习，合作做事。

既然要合作，都要有明确约定的目标。没有约定，没有目标，就会茫茫然，孩子就可能陷入眼前的游戏。

父母和孩子之间有了约定，都能践行约定，孩子才会兼顾眼前小目标和长远大目标，才会认真听课认真作业。

9

我们做父母的人，要求孩子认真学习，这是对的。同时我们自己也要坚持学习，与孩子共同成长。

10

父母是孩子的榜样，因此要不断完善自身的德行。

要有长久的美好目标，不要攀比，不嫉妒他人的幸福。能听取别人的不同意见。不害人，不妄想控制他人，而是一心向善，与人为善，让自己的言行臻于至美至善。

11

父母是一家之长。作为家长，为了一家人的长久美好未来，为了孩子的长久美好未来，要重视对待孩子的教育。

在教育方式上，既要仁爱呵护，又要严格要求。仁爱是阳光，严格是修剪，二者共同造就优秀的儿女。

12

成功者之所以成功，只是因为做到了"不达目的不罢休"。走向成功的路上，必然经历失败。在失败后继续朝目标前行，再多做一点，有恒乃成。不怨天，不怨人。

13

父母要关注和指导孩子学会"更好地说话"。

让孩子在家里发表演讲。让孩子复述父母的话，以锻炼孩子的倾听能力。避免当众批评他人，通过案例和故事来表达观点。说的话要和心里想的一致，不要让别人猜你的真实想法。说话既要简单，更要明白无误。说话基于事实而不是道听途说。慎重承诺，坚持说到做到，维护自己的信誉。

14

作为家长，要坚持尊重和爱护每个家人，发自内心地帮助每个家人获得不断的成长和幸福。真爱无私。

15

父母也好，孩子也好，都可以为自己树立所追求的明确目标。有了明确目标，认真制定行动计划，然后朝着目标按照计划行动，去实现目标，创造美好人生。

定下美好目标，这是上天赐给每个人的最重要权利。

16

因果关系是普遍存在的：种瓜得瓜，种豆得豆。作为父母，要让自己的孩子更自信、更有责任心、更勤学，那么，父母就要多肯定孩子、多放手让孩子自主发挥、多奖励孩子的点点滴滴进步。父母言行美好，孩子自然美好。

17

一家人，要时刻珍惜相聚在一起生活的缘分。家人之间互相欣赏，互相尊重，互相理解。不指责家人，不强迫家人。听到别人的风言风语也不看扁家人。我们能给予家人的最大支持，就是信任和理解对方，相信对方是最棒的。

18

学习要取得优异的成绩，就是要认真学、认真思、认真做，点点滴滴做到位，务求做到正确的结果。

例如，《红楼梦》这部经典，正是因为作者曹雪芹呕心沥血反复修改了10年，才臻于完美的境界。

19

一个学生，可以选择让自己"应付考试"，也可以选择让自己"逢考必胜"。你的成绩是你选择的结果。当你选择对自己负责，选择实现更好的目标，并且为此作出更多的行动，更多发挥聪明才智，你就会创造你的佳绩。

20

父母带头做一个正确的人。

什么是正确的人？严于律己，宽以待人；对人恭敬，做事到位；不占便宜，不推责任；珍惜缘分，相爱相亲；有错认错，知错必改；勤劳慈俭，一心向善。

21

父母如何帮助孩子成长？最暖心的做法，就是父母和孩子一道坐下来，心平气和地商量孩子必须要达成的学习目标（限期达成）。然后，父母要静下心来想一想：自己如何为孩子提供所需要的支持和帮助。家人同心，其利断金。

22

重视诚信，要从家人之间做起。家长答应孩子的事，要想方设法做到，这样不但履行了对孩子的责任，实际上也增长了家长自身的才干。家长做到诚信，孩子自然也会努力做到诚信，例如，按时完成作业，努力取得考试高分。

23

父母教育孩子的最佳做法，就是帮助孩子养成好习惯。例如，主动预习课本，独立而专注地按时完成作业。

24

劳动，创造了人类的丰富本质和真正的内心幸福。

古往今来的圣贤都告诫我们：不可沉迷游戏，不可放纵游戏。当今的所有"电子游戏"都是低智力水平的、固定程序的循环往复，因而让游戏者有一种"我很聪明"的错觉。一个学生沉迷游戏，而忽视课程的学习，这是愚昧而可怜的。学生必须严格限制自己的游戏时间，不做游戏的奴隶。

25

每个大人和每个孩子，都应当养成谨慎花钱的好习惯。再有钱的人，钱也是有限的。当你花钱的时候要问自己：这笔钱花得真是有益的吗? 有更需要花钱的地方吗?

只有坚持把钱花在有益之事上，才会拥有更多。

26

圣人孔子曰："仁者爱人"。我们必须认识到：每个人的衣食住行都是建立在别人的劳动之上。一个人的存活和幸福，有赖于他人的付出。因此，我们应当真诚付出，做事到位，利益他人，造福社会。人人互相服务，人间就是天堂。

27

什么是优秀的父母？真心信任孩子，不带评价地倾听孩子，百分百爱孩子，把自己"真正知道的道理"教给孩子，认真做好自己的事，不打扰孩子的学习，用心陪伴孩子。

28

大自然和社会中的财富，是非常丰富的。我们要从社会上获得更多的财富，只有一个正当的办法，就是自己去服务社会，来换取社会的财富。贫穷，只是懒惰的幻觉。天道酬勤。地球上的资源，永远都发掘不完；社会上的财富，永远也赚不完。我们要发家致富，惟有发挥自己的才干和智慧，勤奋做事，为他人和社会提供服务，财富自然来。

29

不管别人怎么评价我们的孩子，我们做父母的要有主见，要从心里信任、欣赏孩子点点滴滴的优点和进步。任何一个孩子都有长处和优点。每个孩子都有自己的个性。作为父母，我们在"没有确凿证据"的情况下，一定要选择相信孩子。孩子本身的自信和自尊是很脆弱的，父母的信任，能让孩子自信起来。自信很重要，自信能让孩子不惧困难。

30

环境影响人。我们做父母的，要行动起来，给孩子营造洁净、专心、安心、静心的学习环境和学习条件。

后记：学习的哲学

学习，不只是记住课本知识和阅读各类书籍。

学习，也是透过思考和研究去认识万事万物的真相，掌握技术、技能、技巧，从心灵的直觉中汲取灵感。

而对于中小学生的学习，至少有以下 5 个层次：

1.记住书本内容。例如，小学生背诵课文，死记硬背外语单词，记住数学公式、地图、历史上某个皇帝等。

2.背诵和记忆的基础上，进行扩展学习，学习和理解相关联的知识。例如，查字典而认识字的多个读音和含义。

3.思考清楚所学习内容的顺序和关系。例如，地理学中的气候变化（干旱、气温下降），与历史学中的南北国家之间战争的关系（游牧民族因为草原牧草减少而南下）。

4.掌握所学习内容的实际应用。例如，写作文可以是给妈妈的生日写一首生日诗，这就是作文的实际应用。

　　5.洞察所学习内容，与世界整体的关系和内在联系。例如，一个人学习数学、物理、化学，但是，也必须要学习文学、商业、历史，这样才能知道自己的物理理论、工程技术，究竟能起到怎样的社会作用，有什么实用商业价值；这是因为我们的世界是一个整体，一切都是互相关联的。

　　学习是一个连续的堆砌和演化的过程，这既像是建筑一座大厦，又像是把面团揉捏拉扯成面包、水饺、面条。

　　学习关乎到生活的幸福和事业的成败，因此，不可以因为懒惰而马马虎虎地放过自己没有完全理解的内容。

　　学习就如建筑高楼，如果砌墙时马马虎虎地少砌一块砖，就会留下一个空洞，对整面墙壁的牢固性留下隐患。

　　人的时间和精力都是有限的，既要取得好成绩，又要为未来的事业奠定真才实学的基础，这就需要有取舍，有所为有所不为，认真学习，少放纵贪玩，才能取得好成绩。

　　学习的秘诀就是认真和勤奋，也需要集中精力，专注你所学的内容。正如中国古人所说："少则得，多则惑"。